心轉病除

信仰，是傾聽心靈運作的法則與真相。
找回內心原有的信心
喚醒身體奇蹟般的療癒力量

面對癌症與奇蹟痊癒的力量

為何罹癌？為何痊癒？
答案盡在我們靈體與肉體之間的關係……

大川隆法 著

前言

這世上的眾多疾病著實使人們苦於應付。醫學越是進步，病名越趨繁雜多樣；隨著平均壽命的延長，難治與罕見的病例亦逐漸增多，更不乏一些堪稱集病症大全於一身的人。

然而，真相總是唯一且簡單明瞭。人的身體如「河川流動」般，緩慢卻確實地持續產生變化，不會停滯於單一狀態。而人更可以用「心」的力量重新構築自己的身體。於此同時，信仰心將發揮強大的助力。請以信仰為名，在心中描繪理想的自己。你將發現，以癌症為首，許多被醫學認為不可能治癒的疾病，陸續出現康復的事例。

凡相信的，則得救；凡祈求的，則當被授予。

二〇一〇年十二月二十八日

幸福科學集團創始者兼總裁　大川隆法

心轉病除 目錄

第二章 奇蹟的療癒力量

第三章 消滅癌症之道

第四章 疾病靈性解讀(Q&A)

第一章 1

奇蹟的健康法

第一章 奇蹟的健康法

1 疾病的背景

疾病是當事人對現狀的不滿與辯駁

本章將以「奇蹟的健康法」為題，同時以我的另一本著作《超級絕對健康法》（中文版由九韵文化出版）為基準，主以宗教觀點來探討與健康有關的內容。

如今，醫學長足進步，數以萬計的病人前往醫院接受治療。同時，從某個角度來說，身懷疾病的人數也比以往多上許多。

也就是說，「醫學越是進步，越是出現更多種疾病」。這是因為隨著醫學研究的快速發展，疾病的種類亦逐漸增加，每當有人遭宣告一種病名，該疾病彷彿就此存在於現實之中。

從往返於醫院接受診療之人的角度來看，倘若得到一個確定的病名，似乎便能鬆一口氣，甚至因而感到安心。因為聽到醫生宣告自己的病名，就會出現「原來我生的就是這種病呀」的念頭，隨之便知道「自己是被分到哪一類的人種」。

換個說法，藉由被判定為某種疾病，就等於獲得了一個正當理由，自己不用努力成為那一個應該成為的樣子。從這個角度來看，彷彿就像有了保障，從醫生那裡獲頒一張證明書似的。

也就是說，「懷有某種疾病」即可順理成章地採納「我的狀況不佳，我尚未處於原本自己希冀的狀態」之心境。

雖然以常識來看「沒有人會慶幸自己生病」，但實際狀況卻不完全是如此。

在大醫院的走廊上，老人家之間彼此的話題都是「你生的是怎樣的病？」彷彿彼此在誇耀自己身上的病症，這是實際發生的狀況。我們可以常常聽聞，許多人以類似的自誇言辭來代替寒暄，諸如「誰的病症比較嚴重，誰的住院時間比較長，誰罹患的病貌似較有可能先死」云云。

此外，「病情嚴重」亦是一種對於應該表達擔憂與關心的家人之警告，「你們對我的感情付出還不夠喔」。彷彿就像在說著「因為你們不夠孝順父母（亦或不夠孝順爺爺、奶奶），所以我現在才會生這種病，好辛苦啊！」

因此，在此我想要強調如下的道理。

照理來說，沒有人會慶幸自己生病，然而實際上確實有人藉由生病，來表達某種訴求。

他們想要訴求什麼呢？可能是目前自己正從事著未被人們認同的工作，或者是自己未能身處受尊敬的立場，只好藉由「生病」，做為對於家人或同事們自己未成氣候的託辭或理由，亦或是藉此表達自己的不滿。

此外，也常常有人透過病症的嚴重程度來表示「因為你們沒做好，所以才會變成這樣」；對此不能不留意。

「年事已高，失去寄託，無處可去，姑且就待在醫院」，理所當然地，肯定也不乏有人抱持此等念頭。

年幼孩童會被送到托兒所或幼稚園，託付給他人照顧，不過也有不少人在到達一定年紀之後，就開始覺得「待在醫院是最安全的」，或是「萬一生了重病或臨死之時，可以就近獲得照護，提早待在醫院比較保險」云云，醫院宛如幼稚園一般，成了上了年紀之人的照護所。

然而，我想要對抱持如此想法的人說：「是不是應該重新修正想法呢」？

人就像是「司機與車輛合為一體」的存在

醫學的進步與發展自然是好事，只不過西方醫學的思想基礎中，存在著紮實的唯物論，也就是「這個世界全由物質組成」的想法。

西方醫學著重於研究「物質」與「物質」的對應關係；也就是從「物質形態的藥劑」應付「物質形態的人體」之角度來研究。

於此觀點之下，人體更像被視為「某種機器」。因此，「疾病是為機器的故障情況，必須更換零件或修理才能治癒」之思想就成了主流。

這是不是很像把車送進修車廠維修的感覺呢？

而醫院亦抱持著諸如「有沒有哪個零件損傷了呢？電機系統或車體有

沒有損壞呢？」的觀點，對病患的身體執行各種檢查，找出並更換受損的部位，或是加以修整。「以點滴代替汽油注入人體」，打比方來說就是如此。

人體幾乎被當成了汽車對待。

不可否認的是，這個層面確實存在。只是，如同我過去曾多次述說，人類認為「這就是自己」的身體，不過是一個容器罷了。

把自己的身體看做車輛並無所謂，畢竟軀體僅為容器，各位的本質乃是坐在這輛車裡的司機。

車輛的性能好壞和各位能否善加操控，並沒有直接關係。各位更不是為了參加賽車比賽才驅動著車子的。

各位所搭乘的車輛，大部分均不具備優異性能，而是世間一般極為普通的車子，僅止於能夠應付基本所需，足以讓人開到隔壁縣市之性能。而「開車技術好不好」，就決定了這輛車會不會發生事故。

各位搭的車輛並不具備足以避開各種事故的超高性能。由於大家開的都不是能自行感應到危機、自動閃避障礙物的高級車，一旦打起瞌睡，勢必會撞上其他的車或是別人的房子。

此外，倘若司機酒駕，就很難確實遵守交通規則；這是理所當然的。對車輛本身抱持關心是好事。不過，若是想要保持健康的狀態度日，握著方向盤的司機的注意力、判斷力，乃至心態的健全程度、智慧等等，才是更該留心的重點。

就算未能從雙親那裡得到高性能的身體，只要謹慎開車，仍有辦法一輩子不興起事故。這個大前提，各位務必先有所瞭解。

起因於先天性的疾病，身體狀況從出生那一刻起便不良，這種情形的確相當於車輛的部分，天生就有所缺陷。

但是，即便沒有先天的缺陷，一旦過了中年時期，身體就會變得容易損傷。至於該從幾歲開始定義中年時期，其答案有人會覺得高興，有人則會感到生氣，所以實在很難說，但一般來說，大約從三十五歲之後，人的身體就會變得容易損傷。

來到這個年齡之後，便需要做定期檢查，詳加診查「機能是否仍完備？有沒有哪裡故障？」並且施以保養。

從一般的常識來說，人的身體就是這麼一回事。

以上內容，便是我於本章先行引入的想法。

希望各位認識到，人不單只是一輛車，而是司機與車輛化為一體，藉以度過人生。

2 疾病緣起於心

心是人生存所需的能量

前一節已提過「人有如化為一體的司機與車輛」之概念。而這個「司機」的部分，若將其解釋為「魂」或「靈」，聽起來有些老古板，也可能有些生硬，或許也可以簡明易懂地稱之為「心」。

聽到「人是由心與肉體建構而成」，我想很多人都會認同。用這樣的表達方式，想必九成以上的人都會接受。

然而，一旦改言「人由靈魂與肉體建構而成」，大概會有一半的人馬上會感到不安，忍不住質疑「靈魂真的存在嗎？」。

但這不過是言語表達的差異罷了。要論靈魂的真實面貌，從這個世間能夠感受的角度來說，就是我們所謂的「心」。

活於世間的期間，心是肉眼所無法看見的，但對於心的存在，任誰都有著自覺，自己肯定能感覺到心。

想必世上不會有人覺得自己的身體像是靠著發條推動的。自己身體行動時的感覺，絕不會像是機器人，也不可能覺得自己像是推出伸縮機器手臂在抓取物品。

各位的家裡勢必多少都有一些玩具。當各位看到玩具的動作時，應該不會聯想到自己的行動；兩者之間肯定有所不同。

現今市面上有所謂機器狗的玩具，機器狗與家裡所飼養的狗，兩者間的差異應該很明顯吧？即便同樣「會動」，習慣也很相似，並且兩者都會吠叫、都對人的話語有反應，但是機器狗與真正的狗依然不相同。

兩者的差異即在於「是否具有生命」這一點。

同樣的道理，要論機器人或者單純的機械裝置，與活生生的人類有何不同，自然是「能否感覺到心的存在」一事。

而所謂的「心」，換個方式來說，即是生命。生命的本質為心，心是生存的力量。再換句話說，是生存所需的能量；這就是心的真實樣貌。

心是推動肉體的力量，是肉體的主人，亦為支配者。心是思索「該用這個肉體度過何種人生」，並執行計畫的堅定意念與志向。

這其實就是心的真實樣子。

心具備著創造嶄新事物的創造性

醫學家或生物學家之類的人，很容易把心視為大腦的運作，實際上，心與大腦的運作是兩回事。

我認為，頭腦的功用類似於電腦。

電腦的發展雖然逐漸逼近人類，然而電腦與人類的距離再怎麼近，也只能到某個程度為止。

這是因為，電腦永遠有其「創造主」。電腦是人類設計、製造出來的，一定有人負責設計電腦程式，以供電腦執行某種機能。電腦的「創造主」是人，對電腦來說，它們的神就是人類。

那麼，對人類來說，相對於電腦之「創造主」的又是什麼呢？那就是宗教所說的神或佛，或者是大宇宙的睿智。對此，世間有著各種說法，但創造出人類的就是超越這個世界，位於遙遠世界的偉大力量。

總之，就如人類創造電腦一般，有一股更遠大的力量持續對人類產生影響、推動人類度過有著目標的人生。

那麼，電腦與心的不同之處在哪裡呢？人的心具備創造性，具備著創造的能力、創造出嶄新事物的能力、思索出嶄新事物的能力。

電腦僅會反覆地執行預先準備好的條件，但心能夠對於新的事物進行思索、創造未來、解決未知之事、想出點子；人心具備著如此創造性。

此外，人心不止具備「創造」的力量，當然還具備了想像力，也就是描繪未來的能力。

這就是電腦與人心最根本的相異點。

就像這樣，人類的心不只會針對所輸入的資料做出反應，更能以輸入的資料為基礎，創造出其他嶄新事物。

在這層意義上，所以才會有「人是神子」、「人被創造成近似神的樣子」的說法。人類確實擁有創造新事物的力量、思考的力量。正因人類是如此偉大的存在，所以才會說人是神子，並且人宿有著神的一部分。

關於心，若是更正確地表現的話，宿於各位肉體當中的，是一個和肉體差不多大小的靈體，而控制其中樞部位的，稱之為心——主要掌管意志與感情的部位。

而這個心的部分，其實接收著天上界的神、佛、高級靈等存在所發出的一種名為靈流的光的能量；這就是人與祂們連結的方式。

當人有所感動，或經歷神秘體驗而大受震撼之時，會感覺內心出現一股暖流。並且，這並非僅是單獨一人的時候才會這樣；當許多人處在同一個場所，眾人共同有所感動之際，內心也會同時滿懷熱流，如此情況亦不在少數。

那即是「來自天上界的靈流、靈性能量流入體內」的感覺，在各種各樣的人心中，同時流入了這靈性的能量。

其實，人就是從靈天上界的高級靈界中，所降下之能量的末端結晶；這就是人的本質。

在這層意義上，可以說人類是非常尊貴的存在，人具備著一部份和佛神相同的要素。

心的創造力轉而作用為「破壞力」便將產出疾病

正因為心具備著創造性，所以心當然也能夠起到破壞的力量。這個「破壞」指的是什麼呢？那就是相當於疾病的部分。人可以透過自己的心、破壞自己的身體，引發各種不舒服的症狀，創造出疾病。

雖然身體頗受物質世界所支配，當心偏向不協調的方向時，身體更是會出現異狀。

這種異狀的程度較輕微時，大概就會止於「身體狀況不佳」；當程度越來越嚴重時，便將產生病變，出現疾病。有時會轉變為癌症，或者是轉變為其他各種嚴重的疾病。

疾病的顯現方式各種各樣，但一開始都是從當事人身體最弱的地方冒出頭。

我在《超級絕對健康法》裡，曾經講述過如下之「河川的譬喻」：

「人的肉體有如河水流動，就像河水會從堤堰損毀之處氾濫而出一樣，疾病總是出現於人體中較孱弱的部分。若特定的部位出現了疾病，僅代表那個部位特別孱弱，即便治療好了該部位，只要心當中還存在著不協調，就會在其他部位出現其他疾病；肉體與疾病的關係即是如此。」

現今有各種各樣的疾病，針對不同的疾病，醫學上也有各種「這種藥有效」、「這種療法有效」等說詞，每一種病都有好幾種對應的治療方法。

然而，究其根本，其實是很單純的。那就是「心的不協調顯現於身體最弱的部位」。

症狀顯現的部位，可能是使用已久的身體當下最弱的部位，也可能是生來便較弱的部位。總而言之，心的不協調，會導致身體較弱的部位出現反應，而那就是疾病。

就像這樣，心能夠創造出疾病，那和原本的創造性不同，而是轉而作用於壞的方向，我想可視之為心所具備之破壞性、破壞力。

各位都具備如此能力，幾乎沒有例外，每個人均有著創造疾病的能力，各位具備著神的一半的力量。

至於關鍵的另一半，也就是在「改善疾病」的方向上，各位務必要發揮那力量。人既然能製造疾病，當然也具備著能治療疾病的同等能力。

但雖然說是疾病，實際上，只是內臟的一部份或腦部的一部份，或血液循環系統出現了問題而已。

然而，那內臟不會一年都是維持在相同狀態，不出一年，所有的細胞便將全數替換過一輪。骨頭也是一樣，經過一年，就不再是原本的骨頭。甚至連頭蓋骨也是替換過，血管與血液也不例外。

人的身體器官和一年前不會是相同的。僅是外表沒多大變化，肉體內部早已全部替換了。

好比以胃癌為例，要形成胃癌，必須要在胃裡持續構築病灶才行。必須要讓胃持續在損壞的狀況，否則不會形成胃癌。

當損壞持續發生時，特定的疾病就會出現。

只不過，雖然細胞會不斷製造出壞東西，倘若反過來希望細胞產出好東西，實際上是能夠改變的。

假以時日，不隨意肌也能夠以自己的意志掌控

想必各位都在學校當中學過「人體有著可用表面意識操控的肌肉（隨意肌），以及無法操控的肌肉（不隨意肌）」之概念。

舉例來說，手臂的肌肉是為隨意肌，自己希望它動，它便會動。反之，心臟為不隨意肌，無法藉由人的自主意識去控制，即便沒有想要讓它動，它仍會自行運作。

據說有一部分印度的瑜珈修行者，能以自身意志控制心臟跳動或停止，那僅為少數的例外，一般人辦不到，人的心臟總是會自主作動。

就像這樣，人的身體包含順從人的意志作動的部位，以及不受意識掌控的部位。雖然不隨意肌似乎無法透過人的意志控制，但實際卻非如此。

兩種肌肉的差異，就如同動物的靈敏動作與植物的緩慢動作之間的差異。

人們一般認為植物不會動。然而，若以攝影機錄下植物二十四小時的狀態，再高速播放，便能看到植物的動作。實際上，植物也同樣不停地動作與變化，只是速度非常緩慢罷了。

動物總是敏捷俐落，想跑到哪兒都不成問題。植物無腳可行走，但是，仔細觀察植物一天、兩天、三天，便能明顯感覺到植物亦是生物。透過長時間的定點錄影，在高速播放下，就能看到植物的改變，植物也是會動的。努力生存、持續改變自己，這是動物與植物均具備的特性。

隨意肌與不隨意肌的差異，就像是動物與植物的這等差異。

自己的身體當中，能夠馬上命令其行動的部分，自然能輕鬆掌控；而無法立刻反應的部位，則難以掌控。舉例來說，即便心想「稍微改變一下腸的位置好了」，腸子也不會馬上行動。

然而，若長時間地觀想，「我想要把這個內臟的位置變成這個樣子」，內臟就會一點一點地改變。

再舉一個無法立刻反應的部位為例，比如說人的眼球裡有個像是屈光凸鏡的水晶體，一般認為視力惡化之後便無法治癒，就是因為這個水晶體的厚度無法藉由人的意志改變其狀態。

的確，水晶體的厚度無法在一夜之內有明顯變動，但它仍然能緩慢地改變；人其實是有著如此程度的自由的。

各位若非為現代人而是原始人的話，就算近視也沒眼鏡可戴，日常生活將變得很不方便。但原始人即便一時眼睛變得不好，但終究會有所好轉，再度看得清楚。因為如果無法辨清獵物便難以繼續維生，所以視力自然會慢慢恢復。

然而，這種情況卻很難發生在現代人身上。因為當近視的時候，配一副眼鏡來戴還比較快，也因此水晶體也就沒必要改變更動了。

就像這樣，希望各位能夠理解，某種程度上，人是可以依據意志改變自己肉體的。

這點便是各位必須具備的第二階段的認識。

3 奇蹟的發生與信仰心的強弱成正比

這個世界與另一個世界「共存」

接著，我要講述更高一層的認識。

先前提到，人由「心」以及「肉體」兩個部分組成，亦可謂之為「精神」與「肉體」，並且也提到了「精神與肉體，亦或心與肉體，兩個不同種類之物共存，且相互影響、緊密連結」之概念，對此佛教亦表示認同。

佛教將此稱之為「色心不二」。這即是說，「肉體（色）與心不是區分為兩個個體，而是二合一，無法分割獨立」。

以佛教來說，肉體和心是「不即不離」的關係，肉體和心相互影響，並非是個別獨立的存在。

不過，還有另一種超越如此想法的理論。

相信靈界確實存在的人，很容易認為「存在於這個世界的物質，包括人的軀體，實際上全都是一時的假象。無法以肉眼看到的另一個世界，有別於這個世界，兩者是不同的」。然而，還有更高一層的想法，那即是「其實這兩者並非是不同的世界」。

好比我用以下的例子來解釋。

假設在燒杯裡倒入泥巴水，持續攪拌，過了一會兒之後，靠近上方部分的水會越來越清澈，泥巴開始往下沉澱。雖然如此說法有些失禮，這個泥巴堆積的部分，正是各位所在的三次元，也就是各位眼前的世俗世界。

燒杯裡的液體越往上層越顯清澈，「較為清澈的部分即代表四次元、五次元、乃至六次元以上之更高次元的世界」如此一元論的思想亦可成立。

也就是說，這個世界與另一個世界並非為徹底不同的世界，實際上同為一體，世俗世界好比是帶有粗粒物體沉澱的部分。

也就是說，人類的眼睛能看到的、耳朵能聽到的範圍有限，四次元以上的其他世界存在於世間人們無法目睹或聽聞的範疇內，再加上人們生活於這個波動相對劇烈的世界裡，彼此的姿態才顯得特別容易辨識，如此而已。

實際上，這個世界與靈界同時存在於同一空間裡，只是所謂的波長有所不同而已。

居住於波動劇烈之三次元的人，對此通常難以察覺；但是另一頭，具備精確神妙之波動的另一個世界的存在，卻能清楚地看見這個世界。

現實就是如此，舉例來說，當物體的移動速度超過某種程度，人的肉眼便無法看到。

另外像在飛碟的目擊資訊當中，亦能時常聽到「原本在空中移動的飛行物體突然消失」的說詞，一般認為「物體在那一瞬間進入了靈界、異次元的世界」。

就像這樣，這個世界與另一個世界並非徹底不同，而是同時共存，只是各個世界的型態不盡相同罷了。

換個方式來說，「萬物皆誕生自佛（神）的光，而這道佛（神）光極度精巧且細微，在其聚合為粗糙且肉眼可見的物體之前，分成好幾個等級，其中波動最為劇烈的部分即為三次元世界」。

並且，「在靈體之外有著肉體」的想法是錯誤的，肉體其實也是靈體的顯現方法之一，當靈體極度固體化之後所顯現的即是肉體。

這就是第三階段的想法。

若是上方次元的能量運作，則可扭轉世間法則

其實，當各位的覺悟提升到如此第三階段的境界時，就如同本章「奇蹟的健康法」的章名，各種現象就會開始出現。這三次元的法則，即會由此全部開始扭轉。

「世間就是世間，世間法則絕不會改變。」如此認定的人，則現實就是如此人所想的變化。

然而，「這個世界其實與靈界同通，若能理解靈界型態、靈界的法則，便能改變世間的法則」。能夠掌握如此概念之人，就有辦法改變這個世間。

舉例來說，如果只懂得在高速公路上開車，當想趕過某一台車輛時，就只能想到「該怎麼在路上趕過那台車呢？」但是，若能提升層級，考慮

「搭直昇機飛越上空」之手段，並且成功搶先對手到達目的地，對方在不知情的情況下被超前，只會覺得「我在高速公路上奔馳，一路未被其他車輛超越過，你怎麼有辦法比我早到？」他無論怎麼想也想不透。

在三次元世界的生活，正有如在高速公路上開車，若有人從高空飛越、領先到達時，便將隨之產生「怎麼會這樣？完全搞不懂」的狀況。其實只要利用直昇機，不論重來幾次，結果都會相同。

自己在地面沒有被任何人超車，卻有人比自己更早到達目的地，其實並無神奇之處，就只是利用了直昇機或飛機而已。

一個次元之上的法則作用之時，便將發生如此情形。

當世間之人明白了「世間包含著來自更高層級世界的作用」，就會引發這樣的狀況。

面對疾病時，僅透過以「物質」應付「物質」，也就是用「藥」對付「病變」，亦或藉由「手術」解決「病變」等等方式，以世間的層級與之對抗，就有如兩台車在高速公路上比賽誰先到達目的地一般。

然而，當來自更高層級世界的能量發揮作用時，世間的法則將隨之扭轉。這即是許多宗教在歷史上創發了各式奇蹟的原因，也是所有宗教當中提到疾病之所以痊癒的理由，它們幾乎是相同的道理。

有了「堅定信仰心」與「實證奇蹟的使命」便將引發奇蹟

當接收來自更高次元的能量時，世間的法則便將被扭轉。

而引發如此狀況的先決條件即是，「當事人具備著強烈的信仰心」以及「當事人值得承受奇蹟，被選為引發奇蹟之對象」。

並非任何人均能發生奇蹟，唯有「擁有強烈的信仰心」以及「值得引發奇蹟之人」的兩個條件同時達成時，奇蹟才會顯現。

「自己擁有怎樣的使命」是為每個人人生的習題，難以輕易得出答案。不過倘若一個人擁有親身驗證奇蹟之使命，即便他生病，甚至被世間標準判定為「絕對治不好」，仍有可能痊癒。儘管醫師聲稱「百分之百會死」，卻仍有機會治癒。

接著所需的便是強烈的信仰心。

當然，除了自身的信仰心之外，得到了來自於法友們，也就是共同推展真理的伙伴們所發出的「祈禱力量」或「支援力量」時，勢必將獲得加倍的力道。

「那個人是極其必要且很重要的人物，希望他能治癒。」擁有來自他人的如此強大意念，加上當事人有著強烈的信仰心，並且加上「為了實際證明真理，必須引發奇蹟」之條件時，便會發生連醫師都懷疑「難道自己誤判了嗎？」的狀況；如此情形今後勢必不斷發生。

只不過，以現今的情況來看，疾病只能由醫師診治，以宗教團體的立場宣言「可以治癒疾病」，似乎不太妥當。但若換個方式來說，可以說是「疾病自行治癒」。

抱持著信仰心祈願，並且當事人具備實證奇蹟的天命或使命，疾病必定會痊癒。即便無法治癒，但仍舊能夠讓此人不在人生的重要時期死去，多少延長此人的壽命。

所有的人終有一天會死，絕對不死的情況不可能存在。重要的是「在人生當中，不會在必須健康活著的階段死去，進而能好好地工作，為了家人而活」，各位能夠如此盼望是很重要的。

如同先前所述，當條件都達成後，肯定就會有一股不同於世間層級的力量發揮作用。並且，這股力道將與信仰心成正比。

若是各位衷心相信「真正的世界是為靈界、實相世界，而非世俗世界，自己生於這暫時的世界，正進行著修行」，並且在如此人生觀之下，於生活中日益精進，那麼就能引發奇蹟，逐一解決世間的疾病、苦難、困難。

所有的事物都將朝著內心描繪的方向進展。

人是靈性的存在，最終心中所想的皆會實現，所以各位務必要練習在心底強烈描繪：「希望自己能變成某種樣子」之未來展望、未來藍圖。對此若能好好地修練，那般藍圖即會於未來實現。

希望各位試著訓練於己心描繪自己未來的理想樣貌，若能再加上信仰心，便能無限接近那樣貌；必定會有如此結果。

所有疾病都會治癒，就靠這本書就能治癒。

第二章 奇蹟的療癒力量

2

第二章　奇蹟的療癒力量

1　建立了信仰心，就會開始發生各種奇蹟

本章將以「奇蹟的療癒力量」為主旨講述。

只要讀過至今我所撰寫的諸多著作，應該就能明白我是現今最強力的靈能者。目前地表之上，不存在比我更高層級的靈能者。

因此，在幸福科學當中，若是信徒們建立起信仰心，就會開始發生各種奇蹟。

並且，為了建立那信仰心，我希望信徒們必須得通過各種試煉。

若是僅以頭腦來理解本會教義並不足夠，還必須將教義深植於靈魂深處。

舉例來說，我的著作當中的「基本三法」，也就是《太陽之法》、《黃金之法》以及《永遠之法》（中文版均由華滋出版社出版），要讀懂字面的意思，想必不會很困難。

然而，若是了解到「這些書裡寫的全是真相」，勢必會感受其內容有著非常了不得的意義。

閱讀我的其他著作時亦同，若將這些靈性世界的相關描述視為「真實的真理」的話，定能明白其內容的高度。

閱讀我的著作，可以從知性的角度來理解字面意義，然而若僅此就感到滿足，實際上只會停留於頭腦的理解，絕大部分均未將其深植於靈魂當中。

我在二〇一〇年出版了《創造之法》，若問「靈性世界之法則的本質為何」，說到底，基本上就是「創造之法」。

我也知道，有很多人將「創造之法」僅運用於「接收點子、靈感」等層級，並且滿足於其中。

然而，「創造之法」本身，在實在界（編注：靈界）中就是創造靈性存在的力量。此外，那亦是創造世間之人的力量；對此不可不知。

2 肉體與靈體有著密切的關係

死前所受之痛楚亦可能延續至來世

人並非僅由肉眼可見的軀體構成，肉體當中更宿有靈性存在（靈體）。

不僅如此，這個靈性存在像是洋蔥一般，是個多層構造。中央核心部分有著接近神、佛的存在，而在外圍包覆了好幾層，越往外側越有人體的樣子。

最外面一層稱為「幽體」，和人體的形狀幾乎一模一樣。有眼睛、有鼻子、有眉毛，也有著心臟、肝臟、腎臟等內臟的意識，也就是身體當中有著和人體相同形狀的幽體。不過，若是以靈視觀察幽體，就會發現幽體稍為突出於肉體。

當人死後回到來世，若是再看看自己的樣子，大部分時候其身形都和在世間之時無異，連指甲根部的白半月部分都還在。看到自己與生前無異的樣貌，難免會有著「我該不會還活著吧」的感受！

靈體最外側的幽體亦具備擁有內臟的意識，於是因內臟疾病而身故之人，在前往另一個世界之後，基於這個意識，常常仍會感到痛覺或苦楚。

死後尚未覺悟之人，或者是尚未充分自覺於自己已死的人，就會出現「死時的狀態持續保留，死前覺得痛的地方還是會痛」的狀況；這是非常不可思議的感覺。

甚至於打點滴的痛覺也會留在幽體上。住院接受點滴治療，長期被針扎著，手臂自然會痛。死後回到另一個世界後，這種痛覺有時仍會持續。

由於與肉體的接觸面積極廣，幽體常常會有著與肉體類似的感受。幽體與肉體不同之處在於，幽體能夠穿越建築物的牆壁或天花板，以及能飄浮於空中。

舉例來說，即便自己從未想要這麼做，卻發現自己能像超人一般飛翔於天空，追著載著自己肉體的救護車或靈車；莫名地就會發生這樣的狀況。

此外，過世的人在守夜或葬禮上，即便試圖與世間之人說話，對方也聽不見自己的聲音，這勢必會給此人很不可思議的感受。「和尚與參加葬禮之人所說的話我都聽得一清二楚，我說的話卻沒有人聽得見」，如此「單向通行」的狀態會持續下去。

即便身在另一個世界，唯物論者一樣頑固

肇因於疾病的痛楚，確實有可能帶到另一個世界。剛離世不久的期間，持續出現如此狀態，我想那也算是無可厚非。然而，實際上卻有人在辭世後幾年、幾十年仍持續受著和生前一樣的苦楚。因胃癌而死的人，因胃痛而受苦；因心臟疾病而死的人，心臟的疼痛遲遲未消失；因車禍而頭部受傷的人，經歷數十年仍感覺頭痛；這些情況不勝枚舉。

這樣的狀態還持續於死後幾十年，實在很奇怪。

若是如此，就不得不說此人未得到第一階段的覺悟。如此之人不明白「人的本質實為靈性存在」以及「在死後的世界裡該如何生存」之道理。

這些人在死後必定於某個階段，先行辭世的親戚或朋友，或者是光明的天使會和此人提及上述的道理。然而，就算是聽了對方的說明，此人仍會覺得一派胡言、無法理解。

當本會的信徒向人們說明另一個世界或靈魂的事情時，亦不容易獲得理解，這兩種情況是一樣的。這些人僅一昧地說著「不管你怎麼說，我的胃就是會痛啊！」、「我受肺癌所苦，已經沒救了」，不肯敞開心胸傾聽對方的話語。

尤其是認定「疾病只能於醫院治癒」的醫生，在因病死亡回到另一個世界之後，仍主張「又沒有藥，也不能作手術，病是治不好的」，讓前來拯救的人陷入無技可施的狀態。

另一個世界的和尚們，為了救這些人也是傷透腦筋，甚至討論著「是不是應該變身成醫師的樣子呢？用醫師的樣貌說服他們看看吧？」。

只不過，就算真的這麼做，還是會被醫生們指摘「持手術刀的手勢很奇怪。該不會是假冒的吧？」即便化身成護士，一樣馬上會被發現「有問題，這人根本不清楚護理的基本動作」。

就像這樣，唯物論深深地紮根於此人心底。

的確，世間的物體確實存在，世間的科學似乎都將萬物看做如汽車一般，認為「人體是由許多零件組合而成」。基本上，醫學抱持著「只要換掉損壞的部分即可」、「非得進廠修理不可」的論點。

因此，人在死後很難體認到「現在的自己是靈性存在」。對於這些頑固地相信唯物論的人來說，難以了解「唯物論在佛教當中是為邪見」的道理。

知識越是淵博之人，越是難以說服。即便另一個世界引發各種靈性現象，證明靈界是真實存在，這些人仍只會認為「我肯定是看到了幻相」。

現今日本，有一部分的學者認為「神並不存在，那只是大腦創造出的現象」。這樣的人前往另一個世界之後肯定也會很辛苦，不知道該怎麼辦。我認為這樣的人，只能讓他們進到於唯物論者時常進入的靈界的「繭」，不過恐怕這些人一待就是能待上幾百年。

很遺憾地，被世間認為是「優秀」的人，日後常常會陷入迷惑之中。

近代發達的事物會讓人感到優秀、先進，但各位不可不知，自古就存在的道理未必都是不正確的。

我並非是否定醫學，只不過，疾病的根源有著不可思議的原因、靈性的原因。可以說，隨著世間人們越來越不相信靈性事物，過去可以治癒的病症，現今變得無法治癒。

若是修復靈體，肉體便將痊癒

如果先前所述，在肉體產生病變之前，在靈體最外側的幽體部分會先出現異狀。幽體的一部分已有病徵，出現泛黑的狀況。靈體先有病變，之後才顯現於肉體。

欲治療疾病時，從外側（肉體）著手，當然也是一種方法。不過，亦能透過來自內側（靈體）的力量進行治療。

靈體當中有著做為神子、佛子的光輝。若是有著強烈心念，想要「修復靈體最外側生病的部位，使其痊癒」，病灶就會開始痊癒。待靈體修復完成後，肉體亦將隨之痊癒。

這個說法並不容易理解，然而實際上，待前往另一個世界後，就只能用這個方法來治療靈體。

換一個方式來說，在另一個世界中，可以依循自己的心念改變自己的姿態。這才是人的真正的樣子。存在於這個世間的肉體，其實是靈體的影子。

各位或許會認為人的肉體是紮實且固定，但實際上並非是如此。

組合成肉體的分子，是由更小的原子所構成。

進一步觀察原子的構造，可發現原子核的部分，就有如置於寬廣球場正中央的一顆足球。而電子則像在周圍的觀眾席一帶不斷兜圈子；原子內部就是如此空蕩蕩的狀態。

如此狀態建構出一種磁場，形成原子。原子聚集構成分子，分子聚集組合成肉體。

因此肉體實際上是很空虛的，並非是處於紮實僵固的狀態，而是由空蕩的原子聚集結合而成。

因此，可以說「若是改變設計圖，建築物就會跟著改變」。

肉體隨著己心的狀態而改變

人的身體自然會因為這個世界的因素影響而狀況不佳，舉凡物質方面的變化或意外事故等等，有著各式各樣的原因。不過，只要依循著世間的法則，多少改變生活習慣，亦是可以治療身體的。

舉例來說，若是肥胖的狀況，善加調整飲食，降低卡洛里的攝取量，便能夠瘦下來。又或者因吸菸導致肺癌的話，戒掉抽菸習慣之後，治癒的可能性也很高。

只不過，若不盡早捨棄「人的身體宛如汽車一般，是無法改變的」之想法，即便試圖藉由宗教的力量治病，亦難有成效。

人的本質是為靈體，肉體則會受靈體影響而改變。一個人的靈魂狀態、心境，會漸漸地滲透至外側，並左右這個人的外貌。同樣地，亦將對肉體的狀態帶來影響。

離開地上界之後，人能夠自由自在地，隨著自己的意念變換姿態，過著非常具創造性的生活。

各位終將會在另一個世界學習到，「自己的身體是可以自由自在地變化」之道理。

不僅如此，在這個世間，自身的樣貌也將隨著己心而有所改變；這就像是天台大師所說的「一念三千」的概念。

如果疾病是起因於不節制、不養生，這就好比是「一個破了洞的水桶，不管倒進多少，水永遠存不起來」的狀態。

若說生活在世間的不節制與不養生，和疾病之間有著因果關係，那麼就該針對這個部分，多少投注努力去改善、精進才行。

另一方面，我想難免有人會認為「在靈界當中，全都是靈體的存在，這個世界根本無所謂」。

但是在這個世間當中仍有一定的法則，不過度地越矩也是很重要的。醫生所說的話，並非全都是錯的，他們常說的「這樣做對身體不好」，大抵都是正確的。

然而，醫生說「這是絕對一輩子都治不好的疾病」，常常出現錯誤的情形，此時就務必要認清：「沒有那回事！人是可以藉由想法改變人生的。」

強烈地願望「我想變成這樣」，就會往那樣的方向改變

就像本書的第一章所述，肌肉分成隨意肌，也就是能用自己的意識控制的肌肉；以及內臟等等不受意識掌控的不隨意肌。世上或許有人能夠依自己的意志，控管腸子的動作，但基本上，不隨意肌是不受指揮的。

然而，既然不隨意肌也是肉體的一部分，不可能完全不受意志的影響。

隨意肌與不隨意肌的差異，比喻起來就像動物與植物的差異。

動物能夠活潑行動，植物則貌似靜止不動。

但是若是透過長時間的錄影，就能發現植物也會成長，會將花蕾或葉片轉向陽光，採取多種行動。當日曬良好且水份充足時，就會盡情地活動著。

就像這樣，快速地播放長時間的錄影畫面，就會知道植物也會活動。

而被稱為不隨意肌，被認為不能自由掌控的部分，其實就像植物一樣，只是耗費較多時間、緩慢變化罷了。

如此狀況不僅限於不隨意肌。相信世上也有許多人因為無法掌控包含頭蓋骨之身體各處骨頭，以及大腦內部等部位而受苦。但其實只要給予特定方向並加以訓練，這些部位就會一點一滴地改變；對此各位不可不知。強烈地願望「我想變成這樣」，速度雖有快慢之分，但大概都會朝著那樣的方向改變。

人具備著那樣的「創造力」，這股力量既可以發揮於好的創造，同時亦可以往創造壞的方向發揮。

當創造力往壞的方向發揮時，其實就會產生出疾病。疾病的根源大多來自精神上的打擊。此外，自我處罰的想法、自虐性的想法沉澱至潛在意識時，也常常會形成疾病。

對此請各位留意。

若是察覺自己心中有著那般念頭，就必須加以修正才行，從心態開始著手修改。

3 生靈與不成佛靈對肉體的影響

所謂的生靈，是「守護靈」與「當事人本身的強力意念」之合體

對特定之人過度憎恨，常常會導致自己生病；反之，若被某個人嫌惡、怨恨，自己也有可能生病；對此必須得留意。

這樣的事，很意外地，日本平安時代的人們比現代人還更瞭解。平安時代的人經常找陰陽師幫忙治病。在當時的文獻當中，時常能看到「生靈出現，附身到人身上」之記載。到了現在，若要問我，我還是會說「生靈的確存在。那種現象確實會發生」。

至於「生靈」的真面目，雖然就是當事人的守護靈，但並非這樣就能構成生靈，還需與當事人本身的強力意念結合。守護靈加上當事人本身的

意念，也就是與生存於地上界之人的意念聚集之後，生靈便撲向對方。

若是執著於特定對象，對於此人抱持攻擊的意念、嫌惡的意念，乃至於抱持「想開除他」、「想把他調職到某個偏鄉」、「怎麼不去死」等念頭時，這些念頭就會到達對方所在之處，緊黏在對方身上，進而造成對方產生疾病。

因此就必須驅除掉這些意念，而這正是平安時代的陰陽師的工作。從這個方面來看，當時的陰陽師擔任了醫師的角色。

這類的詛咒確實存在於現實之中，甚至有人會針對一道詛咒執行「反詛咒」，將詛咒的力量推回對方身上。

另外，當時的政治家亦時常「利用念力或詛咒的力量使政壇上的對手失勢」。並且，若是發現對方「似乎雇用了一名念力很強的人」，也會另外聘用念力更強大的人來與之抗衡。

這樣看來，當時是非常靈性的時代，對於「念力」的看法，在某種程度亦是正確的認識。

對於靈性事物，現代人過於無知，我認為世人應當多加學習。

基本上，生靈附身之類的狀況，幾乎都能以幸福科學的根本經典《佛說・正心法語》與其對抗。播放我讀誦該經典經文的CD，大抵都可以使生靈離開。

此外，本會教義當中的反省修法亦非常有效果。

過去發生的各種事物與思緒，常常會像是淤泥般沉積於心底，因而就必須反省過往的想法與行為，使其淨化才行。

各位須透過反省或祈願，一點一點地讓己心變乾淨才行。若是疾病的成因來自內心，就必須要清掃內心。

被病死之人的靈魂附身，便會出現相同的症狀

疾病有可能起因於肉體原因，也可能起因於人際關係或各種各樣的心念。

除此之外，亦不乏因惡靈附身而出現的病症，我曾於過往著作中提及，這類疾病約佔全體的七成甚至八成。因為無從統計起，拿不出準確的數字，不過我想大概有七成左右是因為靈性作用而造成了疾病。

並且，若被因病過世之人的靈魂附身，此人身上就會出現和那疾病（過世之人）相同的症狀。

舉例來說，某些家族代代均會出現罹患同樣病情的人，現代醫學應會視之為「遺傳性疾病」。

這種情況，或許有可能是肉體上的遺傳，不過也可能是因為過世家人徘徊於家裡，變成了不成佛靈，附身在子孫身上，因而導致子孫也出現同

樣病症；對此不可不知。

欲驅逐這類惡靈，作法基本上與面對生靈時無異，只要當事人秉持正心，讓心保持光亮，惡靈自會離去。

當然，對於不成佛靈進行供養亦是可行的。

「被病死之人的靈魂附身，便會出現相同的症狀」。如此狀況，其實我也曾親眼看過。我在《超級絕對健康法》（九韵文化出版）裡曾提及，我的祖母是一位念力頗強的人。祖母有八個小孩，不過由於她嘴巴比較壞，又有些任性，到晚年時，孩子們不願照顧她，將她留在醫院裡。

祖母為了召喚兒子及女兒前來，心裡念著「快來、快來」，將小孩的姓名寫在紙上，捲成細繩狀、綁在床頭後方的扶手上。

被寫下名字的人，頭痛得不得了，心想「這肯定是老母親在呼喚自己吧！」他們來到醫院後，一如預想地在床頭找到寫有自己名字的紙捲。

祖母或許是某種超能力者吧！

在祖母過世之後一年左右，又或許是過世的那一年，又發生了以下的事情。

當時正值中元節，我回到了老家（位於德島縣）。突然，我母親的身體發生異狀，呼吸紊亂，上氣不接下氣，全身盜汗，仰躺著說道「心臟好難過！」彷彿隨時都會往生一般地痛苦。

客觀來看已經是非得叫救護車的狀況，但由於正好是中元節，我心想「等等，不太對勁，該不會是有什麼東西在吧？」進而我試著朝家母的身體注入靈性能量。

於是果不其然，憑依靈現形，那正是剛過世不久的祖母。

祖母的靈表示「中元節地獄之門大開，才有辦法回家。看門的人放暑假去了，所以這段時間門開著，我就能從地獄出來，回到家裡。」

也因此，家母身上才會出現和祖母過世時一模一樣的症狀。

確定了母親身體異狀的原因，我稍微對於祖母進行說教，接著讀誦「正心法語」，把她送回到另一個世界。祖母現在雖已返回天國，但當時過世不久時，還留在地獄裡。

那時的家母，呼吸非常困難，大家都說「應該要叫救護車」，但是在祖母的靈魂離開後，家母突然可以站起來，五分鐘之後就在廚房做事了。前後判若兩人，不禁讓人非常訝異。

相距數百公里仍可除靈

類似的情況還發生過另一次。

當時我人在東京，家母來電表示：「身體狀況不太好，會不會又有什麼東西？」

但是我無法立刻回到德島縣，便從東京透過電話除靈；這是可以辦得到的。

我請母親拿著話筒，我跟她說「我要開始讀誦『正心法語』，請仔細聽。」果然，以「正心法語」除靈之後，沒過多久母親便恢復正常了。

當時我的父親善川三郎（幸福科學名譽顧問）仍在世，得知這件事之後，不悅地說「你媽媽簡直像是在說我完全沒有能力似地」；後來我發現到自己不應該和父親說這件事。

不過「距離幾百公里遠仍能除靈」這件事，確實令人驚訝。先前還在受苦的人，經過除靈之後，立刻就能回復到能輕鬆爬樓梯的狀態。

就像這樣，當有因病過世之人的靈魂出現時，常會使當事人產生與亡者生前同樣的病徵。

因此，「癌症中心」或「癌症醫院」等等，實在不是個好地方。那些地方有著許多在那裏過世之人的靈魂，若是被那些靈魂附身，有可能會出現和此人相同的症狀；那樣的設施到底好或不好，難免存有疑慮。

如果疾病能在醫院治癒那也是好事，但醫院不是一個應該久待的地方。若是病情好轉了，或許就應該趕快逃離那地方。

此外，雖然絕大多數的疾病都可以治癒，但若是到了壽命該盡之時，也是沒辦法的事。若是活上一千歲、兩千歲，反而會成為週遭人們的困擾，應當懂得放下才行。

「能夠不在造成家人或自己困擾的時間點死去」，這是值得感激的事。如果在那樣的時期內死亡，容易變成不成佛靈。所以若是各位跨越了那些時期，心想「應該差不多了吧」的時候，就可以希望那一個世界召喚自己前去，能抱持如此心境是再好不過了。

4 藉由「信仰力」治癒疾病

只要深切祈念，已擴張的心臟亦可能縮回

西元二〇〇九年七月，日本的器官移植法經歷了一次「修正」。

在那之前，日本法律不允許孩童的器官移植，許多人採取「募集幾千萬日圓的捐款，到美國接受移植手術」之作法。

這麼一來，有很多人認為這樣難度太高了，希望日本國內也能開放腦死孩童的器官移植，因而日本政府「修正」了器官移植法。

然而，即便在腦死狀態下，當事人的性命尚存。這麼一來，簡直就像是創立了以孩童為對象的「合法謀殺法」。

日本國會可以制定「判人死刑的法律」。從某個角度來說，彷彿國會擁有了「殺人的權利」，制定死刑還無所謂，如今是訂定了「把將死之人

認定為已死之人」之法律，從人民的立場來看，那就太過分了。

必須移植心臟的患者，主要是罹患了「擴張型心肌病」。

若能讓病患脹大的心臟恢復到正常大小便能痊癒。但在醫生的常識裡，心臟就像是用牛皮紙或布片貼合而成，一旦脹大便無法再縮回。

因此醫師在治療這種疾病時，總抱持「只能接收別人的心臟，把原本的心臟替換掉才有救」的念頭。

然而，脹大的心臟其實是有可能再度縮小的。

雖然如此說法違反醫學常識，實際上真的可以縮小。倘若有具備信仰心的人親身遇上此等狀況之時，可以實驗看看便能明白，確實會縮小。

最基本的，務必強力祈念「縮小吧」才行，要向心臟訴說「縮小了才會變好」。心臟的收縮力道因為脹大而轉弱，縮小一點，心臟的運作才會比較輕鬆。

雖然擴張型心肌病被認定是「治不好」的病，實際上幾乎都能藉此痊癒。

不可能之事變成可能的時代已然來到

但是，還是有怎麼樣也治不好的病。有時候，基於此人的天命，必須得在此時過世。並且，也有些人的人生計劃中必須經歷疾病。如此情形，就會出現無法治癒的例子，但除此之外的病症都能痊癒。

能在醫院治癒的疾病就到醫院接受治療，這沒有問題。但是難治之病或稀有病症大多與靈性有所關聯，假如在醫院也治不好，甚至主治醫師宣告「沒救了」，我想就是幸福科學出馬的時候了。

若是無法在醫院治癒，就請透過信仰的力量來治療，若是「應當康復之人」，自然就能治好。好好地理解本會教義，自會明白，沒有治不好的可能。

不僅如此，最近本會開始引來外星人的力量，如今已超越至今為止的靈性療癒力，並開始執行「昴宿星療癒力」及「超級織女星療癒力」等祈願。

將不可能化為可能的時代已然來到。

這對現代人來說，或許實在難以置信。不過耶穌曾經復活的故事眾所皆知，奧菲爾利斯（西元前四千數百年時，出生於希臘的光明大指導靈，在埃及神話裡則被稱為歐西里斯）也在被殺害且分屍之後，其屍體被重新組合而成功復活。

現代的外科醫師聽到這些想必會激烈反對吧，不過根據我靈性解讀外星人的結果，是織女星人使他們復活的。借用科學技術進步之行星的力量，就能辦得到這樣的事。

如今幸福科學正引來此等驚人外星人力量，今後，疾病的治療法將有長足進展，蘊釀出超過「新幹線」之力道，或許可謂之為「磁浮列車型」的治療法。

以整個教團來說，今後的要務即在於建構起信仰空間。若能成功，想必能引發更多奇蹟。

附帶一提，構成本章節之內容的講演有錄影，可於幸福科學各支部或精舍觀看。DVD同樣具備治療病症的效果，請不斷地反覆觀看，直到理解為止。

3

第三章 消滅癌症之道

第三章 消滅癌症之道

1 「治癒疾病」是宗教的王道

「消滅癌症」是宗教的典型主題

本章的章題是「消滅癌症之道」。

這是我鮮少講述的主題，過去很少談，不過這是宗教的典型主題。於戰前成立的宗教，幾乎沒有一處不曾提及「癌症消失」的內容，並且幾乎都以此來進行傳道。

然而，由於戰後醫學及醫院的蓬勃發展，以宗教的立場，對此就逐漸變得難以表達自己的主張。

但是在幸福科學裡，正如《幸福科學》月刊亦常刊載的，到處都有癌症消失的故事。或許也到了該以宗教立場嚴正表明「宗教能夠治病」的時機了。實際證明的力道已相當程度地展現出來，我想該是時候表明了。

本會既進行外星人的研究，亦參與政治活動，對於各種領域也都有涉獵，但是「治癒疾病亦是宗教的王道」，我想現今已經到了可以充滿自信，談論如此內容的時候了。

與我進行問答之人，潰瘍病狀消失

去年（西元二〇一〇年）的夏天，我在日本信州的某個支部進行說法。法話之後照例備有問答時間，那場提問的是一名五十幾歲的男子（問答內容收錄於本書的第四章之第一問）。

這位男子帶著他八十幾歲的父親一同來到會場，並問道：「父親罹患耳朵的疾病，幾乎聽不見聲音，另外也不願聽我談論佛法真理。請問我該怎麼做？」

聽聞他的話，我當場進行靈查，做出了以下回答：「父親耳朵幾乎聽不到的狀況，原因不在你父親身上，而在於你。你太會說教了，想必你父親常常想著『不想聽你說教』，進而使得聽力慢慢降低。原因是出在你身上。」在會場眾多人士的面前，我斷定了他父親的症狀源自這個兒子。

如此回答想必讓這位人子出乎意料，自己努力學習佛法真理、努力精進，卻反受到責備。

或許他心想「大概是有什麼東西附身在父親身上，才讓他聽不見的吧！大川總裁應該有辦法把那東西趕走」，可能預想著我會跟他父親說「你這些地方做錯了」，替他訓誡他的父親。

然而卻是自己受到我的一番責備，「錯在你，你身為兒子，卻對父親懷持強烈的責難之心。若你不改正如此態度，父親的病就治不好。是他不想聽你說話的心情，導致他耳朵聽不見，問題出在你身上」。

聽到我的回答，他雖然感到訝異，仍接納了這個說法。

當時的問答就此結束，不過之後的情況有了變化。

其實這位兒子在先前一個月做了健康檢查，發現了十公分左右的直腸潰瘍。但那天在會場受我責難，之後深切反省，在第二次檢查時發現潰瘍狀況消失，連醫師都大吃一驚。

我並非是想要治療這名兒子才給予那樣的答案，我只是單純指出事實，「是你做錯了，你對待父親的態度有偏差」。

當事人從未料想過會是如此結果，於是反省「原來是自己不好啊！」

原本以為是「父親有過錯」，為了替父親累積功德，才將父親帶到幸福科學的支部，但卻反而替自己討了一頓罵。這名男子回去之後，經過一番反省，自己身上的潰瘍就隨之消失。

痊癒的不是父親的耳朵，而是與其完全不相關，出現在自己身上的潰瘍症狀；效果顯現於完全不同之處。

這個故事發生在日本信州的某個能量景點，而且是不久之前的事，並非是遙遠的過去。

我壓根沒想過要替他治病。只是單純地指出他想法的錯誤，要求他改正心念而已。但是當事人身上的潰瘍卻能就此消失且康復；這種事著實發生過。

察覺不曾悉知的原因進而治癒之例不在少數

很意外地，人其實時常有所誤解。由於很難客觀地檢視自己，所以常常會誤判，進而向外尋找原因。疾病正是其中一個典型的例子。

首先應當理解，類似感冒等常見疾病，起自物理性的原因。冬天穿得單薄走在外面，大抵都會感冒，這是理所當然之事。

除了這類疾病之外，那些很難治癒的重症，通常隱含某種精神性的原因。並且，常常當事人未曾察覺主要原因。那些自己沒有正視的部分，一直在水面下暗自進展，病情亦隨之加重。

我的著作當中，有一本以「治癒疾病」為主旨的書籍，書名是《超級絕對健康法》（九韵文化出版）。

我的一位秘書將這本書送給他的祖父。平時不怎麼願意閱讀本會書籍的祖父，這本書他卻讀完了。不僅如此，秘書的祖父原先罹患失智症，也就是俗稱的癡呆老人，卻在看完那本書之後，被醫學判定康復。

這段插曲出自與我關係接近之人，非常值得相信。故事主角亦仍在世，是個能夠得到確認的事實。

「僅是閱讀本會的書籍便治好了失智症」的事例真實發生，至於「怎樣的疾病，能透過怎樣的形式治癒」狀況則是各種各樣。

由於絕大部分的病情來自當事人未察覺的原因，所以「察覺不曾知悉的原因進而治癒」之傾向特別顯著。

人的內心總有自己看不見的部分，當這部分創造出疾病時，藉由對照真理而自身有所察覺時，疾病便會開始崩解，最終獲得痊癒。

說到底，人的本質是靈性存在，如此靈性的存在寄宿在肉體中，對於肉體持續產生影響。其實，靈體為「主」，肉體為「從」。

正如本會的根本經典《佛說・正心法語》當中，「真理之詞『正心法語』」之經文所述「肉體是靈的形影」，只要抱持如此想法，改變己心態度，肉體就會跟著產生變化。

然而，己心哪個部分有所扭曲或錯誤，就必須透過學習佛法真理以及和法友們法談，自己親身察覺才行。

倘若沒有確立信仰心，很難靠宗教治癒

先不論一般性的小病症，我認為「即便是會對人生帶來某種程度影響力的嚴重病情，大概有七成左右是能夠治癒的」。

本會當中，已經出現過眾多這類的事例，我正思量著「該是時候建立起一個完整體系的方法論」。

我在過去不主張「治病」之說，是有理由的。

這是因為，說到底，若想靠宗教力量治病，信仰心之先決條件不可或缺。當事人有否建立起信仰心，這點至關重要。

閱讀基督教的《聖經》可以發現，耶穌反覆詢問「你相信我嗎？」這正是在質問對方「是否具備信仰心？」並要求其「實踐自己所信」。未先建立起信仰心，病是治不好的。

這是因為「沒有信仰心」，證明當事人無心相信眼所不見之事，不願相信超越世間層級、高高在上之「偉大力量」。

把自己封閉在世間思考，最後只是枉然。近代醫學只從唯物論的角度看待人的身體，把人體當做是故障的車輛對待。

然而，人的身體具備著自行讓疾病痊癒的能力。

在治療疾病之時，可以動手術、吃藥，用上各式各樣的「道具」。但是，光是這樣並不足夠，若是當事人未具備治癒能力，疾病便無法治療。

「動手術就會康復」只是迷信，手術需切開肉體，這在古早時代，就像是切腹自殺一般的行為。讓身體受傷，進行會使人出血過多而死的手術，卻宣稱這能「治病」。雖然有的時候仍會因當事人深信「動手術就會治癒」，而真的康復。

醫生們總認為「切除不良的部分就能治癒」。然而「能夠生出這些不良部分」，就表示肉體本身便具有製造這類東西的能力。

因此，不論切除哪個部分，身體都有能力在其他任何部位繼續製造；這在醫學稱之為「轉移」現象。

所以，治療實應從根源下手才是。

2 為何會有人罹癌？

善人亦會罹癌

世上有無數種疾病，若要列舉每一種病徵一一說明，實得花上一陣工夫。於是，我打算透過本章，針對癌症重點敘述。

我在《超級絕對健康法》一書已有所提及，為謹慎起見，容我再提一次；「壞人會罹癌，好人不會得癌症」，這種說法是不成立的。

即便是竭盡努力、活躍於世間之人，也常死於癌症。這樣的人士若因此被他人以為「原來那個人是壞人呀」，想必會懊惱到無法返回天國吧！

然而，人並非是身為壞人才得癌症。癌症是為三大死因之一，不過只是一種死法而已。世上有許多人因癌症而逝世，並不代表這些人全是壞人。

不過，每當有人罹患癌症時，亦非全無法則可循。若是那般法則運作，即便是好人也會得癌症，甚至因此死亡。

這些人大抵擁有極強烈的責任感，承接非常困難的工作，深感壓力，經常煩惱掙扎且苦悶。這股煩惱、苦楚、壓力，化為實體展現於外便形成疾病。於此情況下所產生的疾病有很多種，癌症便是其中最為典型的一種。

增生於體內之異物為瘤，增生於體外即為疣

說到癌症，基本上就是人體內出現「依照原本設計不應存在於人體的東西」，也就是內臟等部位出現異物。

腫瘤首先產生，腫瘤變大後成了癌症。癌病變擴大後，醫師宣告這位病患「已出現轉移，治不好了，太遲了」，之後病患就此辭世。

異物出現於內臟等體內的部位是為腫瘤，若顯現於外側就只是疣。體內產生腫瘤，與體表長出疣，其實是同樣的狀況。

各位想必也都曾經歷過身體長疣吧？

我在一九九〇年左右時，比以往胖上許多，左臉靠近脖子的部位長了疣。之後瘦下來，疣就跟著不見了，就只是這樣而已。也就是說，疣是多餘的脂肪或老舊廢物排到外側而成。至今已不再長疣，徹底消失了。

同樣的理由，疣長在內臟便成了腫瘤。

疣是身體不需要的、想要排泄，想要排到體外，類似毒素的東西實體化的結果就是疣。

有許多藥能夠治療這些疣，但若於體內形成就變得「很不得了」，就必須動手術。

我從高中二年級、三年級，到進入大學就讀後的一小段時間，手臂之類的地方時常長疣。在那之後，除了稍早提及的那一次，都沒有再長過。

當時聽說「薏仁治疣很有效。飲用薏仁熬成的水，並將熬過的渣抹在疣上，疣就會消失」，於是我也親身實踐。實際上是否真是薏仁的效用，我也不是很肯定。總之待察覺時，疣已消失，或許薏仁真的有效吧！

再仔細回想起來，我想當時的我，為了考大學而有著不小的壓力。同時為了維持體力，吃了不少東西，因而胖了不少。

但在進大學之後，上了體育課，更為了買書而節省飯錢。不知不覺間，一學期就瘦了七、八公斤。

從那之後，幾乎再沒遇過疣的症狀。說不定單純就只是「因為變胖而長疣」而已。

內臟產生異物時，說到底，仍是由「想要排泄類似毒素的東西」之心而出現。

而如此現象並非肯定會演變成癌症，只要能透過別種形式，將其排出體外，想必就不會形成癌病變了。

根植於潛在意識的「自我破壞意念」即為癌症的成因

稍早已提及容易罹癌之人的精神傾向，「罹患癌症的不全是壞人」算是一段能做為慰藉的說詞。

於此想再提醒一點，「累積太多怒氣，也容易形成癌症」。生氣到難以自已的時候，那股憤怒的心念累積過多時，便容易形成癌症。

另一方面，習慣直接將怒氣表現於外的人，除了其性格將招致身邊人們的反感之外，不僅會替自己製造疾病，甚至可能讓接收怒氣的人也跟著生病。

不僅如此，若是遭受精神打擊，例如「大考落榜」、「事業失敗」、「失戀」、「遭逢意外事故」等等，亦為構成疾病的原因之一。

承受精神上的打擊時，這份心念想要構成疾病，便會尋找身體容易產生病徵的部位，最後病況即從這個部位開始顯現。

其中更不乏某些人的身體會製造出堪稱世界一奇的病症，也有人創造出史無前例的疾病。

罹患癌症時，一般來說，是當事人在人生過程中，基於某種轉機，遭逢窮於應付的意外或境遇，愁腸百結，任由「想要破壞自己」這等自我破壞意念，於潛在意識裡不斷膨脹而致。

幸福科學長期推動「防止自殺運動」，其實每一個人都必須親身實踐「防止自殺運動」。因為人們常常暗自進行著「推動自殺運動」而不自知。

當遇上某種嚴重的失敗，感到極度愧疚，或許會產生想死的心情吧！如此心境正是疾病成因之一。

然而很多時候，自己人生中的重大困難、不順遂、痛苦經歷等等，在他人眼裡看來卻沒什麼了不得之處。就像俗語說的「旁觀者清」。旁人從遙遠立場來看，通常會有「那種事不是很常見嗎？沒什麼大不了」的感受。

舉例來說，假設現在出現了「公司經營不善，快要倒閉」的狀況，對這間公司的社長來說，想必是天搖地動一般的巨變。但從世間整體的角度來看，日本每年都有近兩萬間公司歇業，若業界景氣不佳，有公司經營不善，絕非稀罕之事。

只是，假使將如此事態視為難以接受之事，受到過大打擊，社長大抵都會生病。

若是生病的話，就能搶在公司倒閉之前，早一步規避責任，主張「因為身體狀況欠佳」，同時也能當做事業發展不盡人意的理由。即便其後破產，更能辯稱「公司本來不該倒閉，是因為我生病才經營不下去的」以逃避責任。

基於如此心態，當一間公司經營不善，社長的身體就會開始損壞。表面意識未有破壞自己肉體的念頭，然而潛在意識，也就是水面下的心念，實則為了保護自身的自尊，一直懷著破壞的念頭。

當一個人不能接受失敗時，就會遭遇這種狀況。

容易罹患乳癌與子宮癌的人

兩性關係當中，也有類似的狀況。若是夫妻關係不圓滿，有很多人亦將因此罹癌。

尤其是女性，特別常罹患乳癌或子宮癌。夫妻之間的爭執或糾葛而生的心境，若過度累積，便會在女性特有的器官產生病變。

這是無關善惡的問題。於人際關係當中，陷入無法協調的狀態而導致痛苦與煩惱，是很常見的情況，而這些煩惱與苦楚就會體現於肉體的某個部位。

近來似乎有越來越多未婚的單身女性罹患乳癌的情形，我認為那些人「恐怕有某種苦衷」。「想結婚、生養小孩」的家庭願望，及「想在工作上打拼」的願望相互牴觸碰撞，導致當事人的苦惱之情，很容易因此形成乳癌。

這是因為，若是得了乳癌，就能當作死心放棄結婚選項的理由。若是想要工作的心情較為強烈之時，也可能演變成同樣結果。

另外，子宮則較常因夫妻關係或親子關係而產生病徵。想必在生病之前，夫妻之間或親子之間，曾有過一番充滿怒氣的往來吧！在生病前，勢必已累積了許多不滿的情緒。

3 與疾病對抗所需的基本心念

疾病擔任「保護當事人自尊的作用」

生病這檔事，從某個角度來說，代表對當事人發出的求救訊號，是肉體發出「不妙了」之警告。另一方面，亦是在精準地為當事人辯護於世間失敗的部分，扮演保護當事人的角色。

至於要保護哪個部分，那就是當事人的自尊。人若是喪失了自尊，難免失去生存下去的氣力。

「由於自己缺乏實力或才能，而在人際關係與工作上均遭逢瓶頸。」當一個人怎麼樣也不願承認這個事實時，為了替如此現實辯駁，自然會出現病症。這是因為，生了病就能以此為藉口，諸如「我本來想要達成那個目標，但是生了病，才無法如願的」云云。

因此，當一個人的病情源自於內心糾結時，只要當事人在某一天徹底地改正心念，疾病亦將隨之痊癒。

即便是異位性皮膚炎亦同。比如說，當母親察覺到真理，心境一轉，罹患異位性皮膚炎的小孩，身上病變的皮膚可能開始一片片剝落，重現光滑肌膚。我也常收到類似案例的報告。

人若於內心有著不協調之處，最後會表現在肉體狀態上。心就像是「藝術家」，有如在畫布上繪圖一般，透過身體表達其意志。

人同時具備著「察覺之心」與「未察覺之心」，而未察覺之心的部份，藉由病變或疾病向當事人表達其狀態。

對於這部分，務必要客觀檢視。當身體生病或狀況不好的時候，務必仔細思量，在那之前是否遭逢某種事件。

因教育的壓力一度引發老花眼的經驗談

我現在的裸眼視力為「一點五」，看得非常清楚。

不過，說來挺不好意思的，大約十年前，我四十四歲前後的時期，由於越來越看不清楚書上文字，曾經一舉購買大量的老花眼鏡，放在家裡各處。並且，當時還會在脖子上掛條繩子綁著老花眼鏡，就這樣在家裡走來走去。

當時我想「是因為自己年紀越來越大，視力也跟著變差了嗎？以前視力很好的呀！」

然而，仔細思量之後，莫名覺得這跟我孩子的大考有關。我察覺到「說不定是來自對那件事的壓力也說不定」。

當時正值我最大的孩子即將應試的時期，我自己也因為這件事多感心勞，心想「應該是因為這個原因吧！」並將老花眼鏡都收起來，好一段時間放置不管。

結果之後大約一個禮拜，我的視力就恢復正常。假如當時我繼續配戴老花眼鏡的話，恐怕直到現在，視力狀況還是一樣惡劣。

如今，我仍然以裸眼的狀態一年閱讀約兩千本的書籍，而且還是以一般認為會導致視力變差的姿勢閱讀。之所以會如此，是因為我抱持著「我必須讀書」的強烈心念，時常對我自己的眼睛喊話「眼睛是我的『生財工具』，看不見的話就麻煩了」。

人受到精神上的打擊，世間有著「前途一片黯淡」、「眼前一片黑暗」之類的說法。如此形容實在很妙，因為一旦認為未來一片陰霾，眼睛就會真的跟著看不清楚。

在某種程度上接受不如意的事

我的身體曾經有過結石的症狀，當我仔細審視結石產生日期的因果關係時，發現結石常發生在我小孩即將參加大型模擬考試的時候。一對照之下，發現兩方日期完全重疊，可謂為百分之百的「命中率」。

小型模擬考試的時候不會發生，僅於大型模擬考試才會產生，當時我想「我真的是過度心勞了啊！」

最年長的孩子遇上考試時，我還不習慣。但是到了老二、老三的時候，已經越來越熟練，看到小孩模擬考試的成績時，甚至還能平心給予建議；「這種數字不能成為參考。有人合格率百分之八十卻落榜，也有合格率才百分之二十或五十的人考上。只有正式考試的時候才能確定結果。」

只要小孩子也跟著改變想法，認為「入學考試合格的話值得慶賀，落榜時也可以感到悲傷，但更重要的是有著接受任何結果的心理準備，過程中盡力提升自己的高度」，不論結果如何，就應該不會受到太大打擊。不過，說到底，若想達成那等成就，需要在世間累積許多修行。

方才以小孩子的情況為例，但是大人也會遇上相同的狀況。諸如在工作等各方面，勢必時常會出現「自己這等程度之人，竟會犯下這種錯誤，真是丟臉」的念頭，我想實際上也不乏受到他人責備的狀況。

若是如此，身體很快就會創造出疾病。這話聽起來或許有點壞心，但疾病確實會因此產生。

接著，當一個人成為病患，來自周遭的責難之聲將立刻停止。

因此，眾多疾病都是當事人自己製造出來的。

尤其是年紀越來越大，對於周遭的貢獻越來越少的時候，也會因為同樣的理由而想要生病。為了避免被身邊的人責怪，為了保護自己，於是產生了疾病。

然而，實際上真的患病之後，將導致自己的身體失去部分自由，轉而向周圍的人們傾吐抱怨話語或不滿之情。

我認為這個世間的生活本就不是百般自由，有著太多自由受限或無法隨心所欲的狀況，人應當適度接受這些令人感到不滿意的狀況。

全世界的人全都順利進入自己的第一志願就讀、任職於最優先希望的公司、中了一億日圓的樂透，這種事情不可能發生。要是大家都如願獲得一億日圓的獎金，主辦的單位肯定要破產的。

例如小鋼珠的店家也是一樣，若是所有的珠子都落進大獎的洞裡，店家肯定要賠到破產，因而將機台設定成只有百分之二十五左右的中獎機率。

就像這樣，世間本來就是由許多不盡如人意之事所構成，而人生的深切滋味亦存在於如此過程之中。

藉由「心的強韌度」跨越人生大小事

人的一生總會發生大大小小的事件，產生各種各樣的煩惱。人生永遠有著各種遭遇，重點在於怎麼去跨越。一如衝浪般，必須高明地越過浪頭，不讓自己受重傷。若是未能跨越大浪，使得衝浪板整個翻覆時，人就會生重病。

我認為差別在於心的強韌度。去年我出了一本書，名為《Strong Mind》（日本幸福科學發行），請各位務必以書中所說明強韌心境來跨越人生的大小事。

當內心孱弱，即便是一般人能夠忍耐的芝麻小事，亦可能造成極大傷害。自己不斷地於內心反芻，小事也將如雪球般滾成大事。

這種情況，在某種意義上，可以說此人只顧著想自己的事，抱持以自我為中心的心態。旁人看來清晰明瞭的事實，當事人卻無法理解，一心認為那是重大事件。

然而，那些狀況確實有如海浪，必須加以跨越。重要的是要盡快跨越之，並將人生導向更積極、更具建設性的方向。

就像這樣，各位必須具備足以越過浪頭的力量。

4 消滅癌症的方法

人生本來就有起有落

那麼，若想消滅癌症，究竟該怎麼做才好呢？

癌症的產生，絕大多數來自「複雜的人際關係」帶來的內心痛苦或糾結。人生有如高難度的拼圖，蘊含眾多難以解開的問題。當人們為了這些問題而煩惱痛苦之時，就很容易形成癌症。

當然，其中有些問題並非立刻可解。只不過，世上有許多當下解不開之結，卻能隨著時間經過而解決。對於如此問題，就必須想「事情就是如此」，做好心理準備。

例如曾於明治維新時期大展身手的勝海舟，生前曾經提倡「人生十年週期說」，主張「人生以十年為週期而產生變化」的內容。

人生確實會以大約十年的週期，態勢時高時低。人生走上坡時，諸事順利，能夠獲得地位；但進入下坡路段後，也得低迷個十年。

遇到下坡時，最重要的是，不過度失望也不大肆喧嚷，為了迎接下一個十年的上升階段，努力蓄積自己的力量。

勝海舟生存於那等亂世，被刺客襲擊過二十幾次，仍活到七十七歲，壽終正寢。以現代觀點來說，等於是活到百歲之高齡。

他在某一天泡完澡，在走廊上踩了幾步之後，感覺到「心臟出了問題」，緊接著就離世。勝海舟活到那把年紀且順利迎接大往生，與其他同為「維新志士」，多以被殘殺結束生命的人們不同，著實地走了一場巧妙的人生。

這樣的人主張「人生有其週轉」。

請各位也在某個程度上對人生抱持達觀，接納「人生本就有起有落」之事實；這點非常重要。

做好接受最惡劣狀況的覺悟

人生過程中，不會永遠都是順風，或許也不全是好事或成功的經驗，所以請務必善於跨越逆境。

相信各位亦接收到許多來自他人的「毒」，要放出毒是那個人的自由，這也是沒辦法的事，但各位必須留意，不能太過於「食用那些毒」。

世間有很多人扔出那些「毒球」，那是沒辦法的事，要讓那些人不扔出那些毒球，必須有相當大的力氣，然而至少各位沒有必要去吞下那些毒。

「完全不承受任何壞事」並不容易辦到，重點在於面臨壞事時，能夠平心應對、別把它留置於心上。

在這世間「諸行無常」，請務必讓自己的心，有如清爽流動的小河一般不斷改變，別把問題變得更嚴重。

並且，預期人生中可能發生的最糟糕事態，做好接受的覺悟，便能順利地度過人生。

那麼，對於罹患癌症的人來說，最惡劣的狀況是什麼呢？想必是「死亡」吧。不過，關於死後的事，我曾在其他著作裡詳細說明過。「地圖」已經準備好了，只要閱讀了那些書籍，就能完全明白死後世界的樣貌，完全不需要擔心。

不明白死後世界的人，對於死期將至，想必會感到痛苦。但對於死後的世界，我非常明白，並且早就明白。關於死後世界等等，醫學未能解釋的事，宗教已經做出了解答。

此外，對於將死之人，在往生之前也有相當程度的「入學準備期間」。可能是三個月、半年或一年，把這段期間視為「入學考試」的倒數天數，於此期間進行最後的準備衝刺，盡量爭取一些世間成果的分數，就有機會於來世前往「愉悅的世界」。

日子所剩不多的人，更應加倍努力增加分數。即便罹患癌症，只能等待死期到來的人也一樣。因為不管是誰都難逃一死，絕對沒有人可以永遠活著。

因此，若覺得「已經沒救了」，就請放寬心，在餘生中，努力提升人生的分數吧！

面對癌症的簡單應對方法

（1）抱持感謝之心

接下來，我針對「如何治療癌症」一事，提供幾個簡單的應對方法。

首先請務必抱持「感謝之心」。罹患癌症的人，感謝之心大多不足。

尤其是不怎麼感謝雙親的人，比較容易罹癌。一般人通常不會意識到，時常將雙親的恩情視為「理所當然」，不對父母抱持感激之心。若是得到癌症，請務必要對雙親懷抱感謝之心。

此外，也應對家人、朋友、法友等人，抱持感謝之心。

這是非常重要的一點。

（2）反省自己責任範圍內之事

另一件重要的事則是，對於自己責任範圍內之事深切反省。

有些問題或許確實超越自己能夠負責的範圍，例如，即便你認為「無法替世界經濟大恐慌負責，實感遺憾」，但再怎麼想，仍然超出一個正常人能負責的範圍，這部分還是中央銀行或世界銀行的總裁去傷腦筋就好。

不必去攬那麼大規模的責任，請試著在自己能夠處理的範圍內，仔細地反省。

(3) 努力修復人際關係，衷心祈禱對方的幸福

接著，在人際關係方面，能於現實當中修復的隔閡，請務必努力修復。而那些沒有機會修復的，也請在心底深切祈禱。

舉個例子，可以如此試想：「某某某，先前諸多失禮與失言因而傷害了你，真的非常對不起」，在心裡向對方致上歉意，或是祈求對方幸福。

就像這樣，請務必實踐「感謝」、「反省」與「祈禱」。

（4）盡力展露笑容

同時，也請訓練自己能展露笑容。

笑容能夠治療癌症，請多多製造笑容，笑容是治療癌症的「特效藥」。

隨著人年齡漸長，笑容常會越來越少。當人不再展露笑容，病徵便將成反比顯現。

因此，各位務必練習展現笑容。

笑容也是對他人的愛意表達。

滿臉笑容的老人家比較受人喜愛，這道理很單純。受人喜愛不是因為自己有錢。若是經濟狀況優渥，能發給孫子們零用錢，應該會很受孫子們歡迎。不過除去這個要素，基本上，大家都會喜歡笑容滿面的老人家。

這是零成本的投資。只要當個永遠懷著笑意的老人家，人們就會歡迎你。受到歡迎之後，眾人對你的喜愛之情便將成為治療的藥劑，形成療癒內心煩惱或疾病的力量。

請各位努力「讓笑容發揮治病的藥效」。

欲製造笑容，需要從內心下工夫，再加上一點習慣的調整。

透過笑容能向他人施愛，這就有如向日葵，向日葵總朝著太陽綻放它大大的花朵，永遠面向太陽；這就是向日葵的天性。

人生的境遇各式各樣，自然會有煩惱、會有痛苦，但仍需盡量將臉轉向幸福的那一面，展露笑容，並且對於自己擁有的事物表達謝意。與其專注於不足之處，不如感激已經擁有的。

就像這樣，一般來說，必須要以雙親為中心進行感謝及反省。此外，當有機會修復與特定對象的關係時，務必實踐前述兩種行動；若是無法修復，便在心中深切祈禱，默默表達真誠的歉意。最後，再將笑容做為治療藥。

請嘗試用這個方法與癌症對抗。

或許聽起來很像說謊，但實際上，如此方式比醫院開的藥更有效果。

執行這些方法不需花上一毛錢，就當做被騙，試看看吧！肯定有效。

最好的處方箋是「信仰心」

當然，請務必知道「最好的處方箋是信仰心」。世間有很多宗教能夠治病，而本會是愛爾康大靈所指導的宗教，必然可以治療更多的疾病。

信仰心是宗教的文化，今後，隨著本會信眾們的信仰力量不斷增強，將有更多疾病獲得康復，各種各樣的病症都能獲得療癒。現今治療方法還不夠強大，若是信眾的信仰心持續變強，必定能治癒比現在多上一百倍的疾病。

衷心祈盼各位建立起最有療效的「信仰心」。

請務必相信，「世上沒有治不好的病」。

第四章

疾病靈性解讀（Q&A）

4

第四章 疾病靈性解讀（Q&A）

1 「耳癌」與「中風」之成因

Q1：容我針對現年八十二歲的父親的病情來提問。

我的父親在四十歲時罹患耳癌（外耳道膽酯瘤），現在幾近失去所有聽力。並且在六十幾歲時罹患大腸癌而接受過手術。最近又發現了食道癌的症狀。

大川隆法：
真是多如「疾病的百貨公司」一樣啊！

Q1：
是的。雖然我的父親有信仰心，但不論我怎麼跟他傳道、講佛法真理，他都不想聽，不願意聽從我的建議。
今天為了將父親帶到會場來，我對父親說「反正你也聽不到，就用心感受總裁的法話」。
這麼說有些不適當，但父親多次罹癌，實在是令我……。

大川隆法：
次數確實有點多啊！

Q1：不過父親很努力生活，精神也很好，我想或許他還有著某種使命。面對這樣的父親，我該如何傳道比較好呢？

大川隆法：似乎應該調查一下癌症發生的理由比較好，我就來檢視一下吧！

Q1：感謝您。

提問者父親的病症源自「親子間的疙瘩」

大川隆法：父親的姓名是？

Q1：他名叫○○○○。

大川隆法：就是坐在你旁邊的那位嗎？

Q1：是的。

大川隆法：那麼請給我一點時間。（在演講壇上伸出右手，進入靈查，沉默約五秒鐘）

這個人為什麼會多次罹患癌症呢？（沉默約十五秒鐘）

嗯～。（沉默約十五秒鐘）

原因出在你身上啊！（指向發問者）。

Q1：非常抱歉。

大川隆法：

生病的原因出自你。你就是父親生病的原因。（沉默約五秒鐘）

理由有二。（沉默約五秒鐘）

其一，你們之間有著不少疙瘩啊！過去你一定與父親有過爭執。這是出自何事的心結呢？（沉默約三秒鐘）

你們兩位似乎都是優秀人士，是不是為了計較「到底誰比較優秀」，而出現了心結呢？

我從聽見你心底的聲音喊著「真是受不了，老爸，別再說了！我比你偉大，所以少囉嗦！」

我感覺得到，正是你內心喊著「老爸閉嘴！」的聲音，讓你的父親染上耳朵及其他部位的癌症。

因此，你父親的病情源自「親子之間的疙瘩」，而你雖然希望父親治癒，實際上仍無法放下這個疙瘩；這是第一個原因。

你不該跟父親競爭，你應當將自己的心思投向拯救世上眾人之事。父親是值得你感謝的對象，絕不是你的競爭對手，不該與他起爭執。

提問者幼年時曾受父親阻斷其願望

接著，第二個理由。另一個理由是……。（沉默約十秒鐘）

另一個原因似乎源自你小時候。（沉默約五秒鐘）

與方才所說的父子心結也有關係，在你小時候，應該有過非常想做的事，但被父親一句「不准」給駁回，最後未能實現。

對此你心裡有譜嗎？

Q1：我想做的事，父親都有讓我去做……目前想不起有任何特別的事。

大川隆法：

嗯～。是這樣嗎？這好像是在懂事之前，年紀再小一點的時候。年齡上來說，還蠻小的時候。

就算你現在已經忘記，請試著以年齡為基準，把自己從出生到現在的人生一一劃分區塊並仔細檢視，勢必會發現。

我想你曾經遇過，自己想作的事情受到父親阻礙的情況，因而感到極度不平。因此當時的你，對父親抱持強烈的不滿之情，只是目前應該已經忘記了。

試著回顧自己的過去，肯定會找到這樣一段經歷。

這是第二個理由。

讓父親生病的就是你。由於原因在你，我想你盡量別站到父親頭上會比較好。這麼做將導致很多疾病。

你的父親正在製造很多病情，用來做為對你的抗爭運動。

常見於中風之人的性格特徵

Q1：我自己也在三個月前一度中風。

大川隆法：這樣啊！

引發中風的人，大多是急性子，性格經常帶些歇斯底里的成份，所以時常有血液直衝腦門的狀況啊！

為避免中風，重點在於維持安穩心境。

不能夠讓太多血液衝上頭部，請試著努力將血液降到丹田（肚臍之下的腹部一帶）。

人稍微有點肚子，就可以產生安定感，就不會因為一點小事而生氣。

我認為你應該給予你父親更多自由，他已經活到八十二歲了，我想之後讓他隨心所欲就行了，你沒有任何必要去控制他。

還有更多你應當拯救的對象、等待你幫助的人。你應該將力量用在那個方面。

說到底，我想疾病還是源自家人之間的糾葛。

我還可以說明得更具體一點，不過現場還有其他聽眾，這段問答也會被記錄下來，還是說得抽象一點，對你比較好。靈能力真的是很「恐怖」的，可以得知細微末節。只是其中也包含了不適合明說的內容，我僅抽象表達。

待你自己確實反省之後，應該會有許多新發現。

2 對「腎臟病」與「視力減弱」的看法

Q2：

我現在六十幾歲。自從二十五歲創業以來，一直以經營者的身份努力至今。

剛創業大約九個半月的時候，因為腎臟病而住院。

並在兩年前被主治醫師宣告「你的腎臟已經進入腎功能衰竭的狀態」。

我現在持續與病情對抗，並且想要盡量完成手邊的事業。

希望您賜教我需要的心態。

嘗試靈性解讀提問者「對腎臟的意識」

大川隆法：

好，可以請你繼續站著嗎？

（站在演講壇後方，朝著站在會場第一列之提問者的腹部伸出雙手。沉默約五秒鐘。收回右手，左手維持原姿勢）嗯～。我正在跟你的腎臟對話，我在詢問你的腎臟。（沉默約五秒鐘）

它說「總而言之，這個人總是勉強自己」。它還說「這個人過度勉強自己，我（腎臟）負擔很重」。

你應該是個很努力工作的人，從建立公司以來，長期勉強自己，工作時間很長，壓力又大，也很常與人會面，對於茶類等水份的攝取似乎也比一般人要多。

Q2：是的，正是如此。

大川隆法：你大概喝了一般人兩倍的份量啊！

Q2：是。

大川隆法：說不定還不止兩倍呢！茶、咖啡、紅茶等等，你都攝取了一般人兩倍甚至三倍的量。

這對腎臟來說是非常超乎平常的工作量，你的腎臟有點受不住。它表示「份量超過腎臟一般必須處理的範圍，而攝取過多水份的原因出自於工作上的壓力，為求內心安穩而仰賴飲料。你應當消除那股壓力」。

我正在替你的腎臟發言喔！腎臟也有它自己的意志，但是沒有途徑可以表達，太可憐了，所以我代替它說出來。

「很能體會你想尋求安穩的心情，為轉換心境而飲用是無所謂，但是水份攝取的量太多，請換用小一點的杯子。喝的次數變多也沒關係，至少降低一次喝下去的份量。另外也請藉由運動或工作，增加流汗的機會。」

你的腎臟表達了這些意見。

我不太清楚實際狀況，不過感覺得出它多年來一直很辛苦啊！

經營者總會因某事而產生壓力，壓力就會在某個部位以疾病的方式顯現。

這就是所謂的「社長病」，一旦攝取過多水份，不是影響腎臟就是心臟出問題。

攝取過多水份，腎臟負擔過重而狀態惡化，或是因為水份太多導致血液量大增，心臟為了送出更多的血液而工作過量，形成高血壓。之後要是血管變弱，就會變成血管負擔過大而破裂。

就像這樣，症狀通常會在腎臟或心臟擇一顯現。

你似乎非常努力工作，以腎臟的意見來看，已經是「過度負荷」的狀態，你勢必得稍微減輕負擔才行。

決定工作的優先順序，適度將工作交付予他人

你必須思考其他的方式來解除壓力，取代喝水的作法。

你可以試著回到原點，嘗試「決定優先順序」；雖然這也是經營上最基本的作為。

就像是「在經營方面，將應行之事排定優先順序，從最優先的事項開始著手」。並從優先順序較低的事項當中，選出他人也能處理的項目，交付給別人。

這是一種想法。

又或者，可以反過來決定「殿後順序」。列出一個「自己現今應行之事」的清單，從中選出能交代給別人的事情，或者日後再處理的事。

總而言之，你要在工作方面深入審視才行。

經營事業之時，起初「身先士卒」的態度是理所當然，不這麼作，也不會有人願意跟上。不過仍需藉由他人來實現事業，那不是自己一個人就能辦到的。

社長身先士卒、以身作則，手下職員們就會跟上社長的腳步。公司草創時期，這是一種好的現象，但不能一路持續到最後。應當適時地切換心境，瞭解「透過眾人成就事業、引領公司的發展」之理。

舉例來說，涉澤榮一這個人經營過五百間、六百間公司，這不是一般人能辦到的事。但即便他想要經營那麼多公司，不可能都能善加經營，想必是他很懂得其中的訣竅，掌握了最重要的部分。此外，他肯定具備了大膽聘用人材的能力。

你在傾聽腎臟之要求的同時，也該回到經營的正途。企業的經營必須透過眾人才能繁榮發展。若能重新安排優先順序，你肯定還能工作很久。肯定有方法讓你執行工作，同時不必過度勉強自己。

類似「一舉打拼至死」，這種過度拼命的工作方式並不恰當，我認為適度的放鬆也很重要，偶爾必須暫且放下肩上的負荷。

我也時常過量工作，或許沒資格提醒別人。總之還請你注意以上兩個要點，只要善加留心，我想應能克服那疾病才是。

某種機能衰退，亦可能代表另一種機能之豐沛

腎臟的部分大致就是這樣。除了腎臟之外，還有沒有其他狀況不太好的地方呢？不過若說「腦筋不好」，我可是不管的喔！（會場發出笑聲）

Q2：

我已經六十六歲了。視力確實降低不少。很不容易閱讀……。

大川隆法：

嗯，眼睛的話，就保持這樣沒關係。

幸福科學的書，都有將字體放大。今天的講演（本書第三章）應該也會出版成書。會盡量放大字體，做成好閱讀的書籍。

既然已經六十六歲，單是眼睛還看得見便已足夠。即便看不見，同樣狀況的人也比比皆是。

我前往全國各地進行說法，前一天常會在飯店申請按摩。那些按摩師們真的很聰明。曾有一次，有人跟我說「十年前也幫您按摩過呢！」我幾乎想說「你在瞎扯吧？」然而他又接著說「您比那時瘦了幾公斤啊！」這真的是與事實相符。

那個人的記憶力很強，並且靠手感就記住了。不是用腦子，而是憑藉手的記憶。

不僅如此，幫別人按摩的人，也對客人的聲音印象很深；曾有人說過「這個聲音，我去年十一月時也聽過。當時我也曾幫您按摩了吧？」前一次我住的是不一樣的飯店，因而令我心想「此人記性真好啊！」不禁大感訝異。

正如這些例子，即便眼睛看不到，也有人仰賴手或耳朵來記憶。人若是有某種機能衰退，可能轉而發展另一種機能，不需要太早放棄。心裡想著「視力不好的話，其他功能會加強」就行了。深信「視力變差，或許聽力會變得敏感、嘴巴會變好，或是頭腦變好。其他部位的功能將會變強以彌補此衰退的功能」之理，肯定會有器官代替眼睛顯現更加發達的功能。

不論七十歲或八十歲，只要善加鍛鍊，能力永遠能夠提升。只要不喪失志向，能力都還能持續提升，絕對沒問題。期待你今後的活躍表現。

3 「卵巢切除、乳癌」及「腦瘤」的背景

Q3：容我針對母親的疾病發問。

我的母親今年七十五歲。

今年一月，她的身體狀況開始不佳，檢查結果發現腦裡有腫瘤。母親原本住在九州，但無法在當地的醫院接受治療，便搬到神奈川縣來。正好前幾天療程結束，今天跟我一起來聆聽總裁的法話，真的非常感謝。

母親在二十幾歲的時候，嫁給了務農家庭的長男，生了三個小孩。三十歲出頭的時候，因病變而切除了卵巢。另外，在三十七歲時接受乳癌手術。

在那之後很健康地，以農家媳婦的身份拼命努力工作，但現在到了晚年，又罹患了那般疾病。

母親三十幾歲左右，一邊養育小孩一邊執行家裡的工作，在最拼命的時期生了兩次大病，晚年又得了腦部的疾病。

為什麼我的母親會得病呢？還請您教導其原因，還有會產生這些疾病，對母親，或者對支持母親的家人來說，又代表了什麼意義呢？

與「身為女性的美麗生存方式」相違之事

大川隆法：你的母親在會場的哪個位置呢？（母親於偏後方的座位區行禮）我看到了。午安。接下來可能會提到觸及個人隱私的內容，可能會讓妳有點尷尬，不會寫進書裡的，可以請教妳的姓名嗎？

Q3：提問者的母親：我叫作○○○○。

大川隆法：今年七十五歲呀？

可以讓我調查一下嗎？不確定會看到什麼，但我會留意我的用詞。想知道的是「為什麼會生這種病」對吧？（雙手握拳，舉到約肩膀的高度，從演講壇的位置針對提問者母親的人身進行靈查。沉默約五秒鐘）

關於前半輩子的病情，兒子似乎有一些沒能理解到的部分啊！在兒子沒注意到的地方，母親確實多有辛勞，感覺得出來有些心結。

這兩種病（卵巢切除與乳癌）也是一樣，恐怕源自農務及與家庭關係的影響。

兩個狀況都發生在與女性關係密切的部位，從這點來看，應是在人生的自我實現方面，自己想以女性的身份，維持如此姿態的願望無法達成而導致痛苦。我想在那個時代，這是很有可能發生的。

雖然是不太好聽的說法，傳達到我內心的聲音說著「當人媳婦、作牛作馬」。

如此「作牛作馬」的心情，的確違背了身為女性的尊嚴，或者是說違背了美麗的人生姿態；我想或許正是如此心念導致疾病的產生。

再說得深入一點，就得具體指出與家人之間人際關係的問題，不過現場還有其他人在，無法在此明說。

但是，很明顯地，看得出家庭關係有其不協調之處。並且母親本身確實懷抱「作牛作馬」的不滿情緒。

這是關於年輕時的病情的說明。

不願憶起之過往的累積，容易形成腦部疾病

接著針對晚年的疾病說明。

回顧母親的人生，自己認為「我很幸福」的期間似乎非常短暫。越是回想，越是看到更多不幸福的回憶。

面臨此等狀況時，基於防禦本能，自己會試著淡薄這些憶。這麼一來，就容易形成失智症或腦部的疾病。

簡單來說，就是不想憶起過去的心態。「不想記起來」的心情製造出大腦的病症，好讓自己忘卻很多事。

若是回想起來而感到開心，就不會產生這種病。不願回想的事佔多數時，便期望「想要忘記」而引發腦部疾病。

母親一生的記憶當中，肯定有許多深感苦惱的時期，感到幸福的時刻非常地少。

至於該如何應對這樣的狀況，首先，周遭的人應當對母親表達更進一步的感謝。接收到身邊人們的感激之情，能於現在感到幸福的話，過去的辛勞亦將轉為幸福的回憶。

我時常說，「過去無法改變，但未來可以，未來還可以改變。對於無法改變的過去，只要加以反省並記取教訓便足夠。今後持續努力，播下好的種子，便能改善未來」。

只不過，即便明白這個道理，難免有人會認為：「超過特定年齡之後，就算播了種，未來的改變幅度也有限吧！」

對於有此念頭的人們，我在《超級絕對健康法》這本書裡也曾提過，「若是現在幸福，過去的不幸經歷就會變成金黃色。

只要覺得現在幸福，便能覺得「過去覺得不幸的經歷全是為了建構這份幸福，是很好的磨刀石」。

所以，為了讓母親現在感受到幸福的心境，周遭的人必須努力創造出那樣的情境。

母親的病情恐怕是來自「不想回顧那些不幸的回憶」，進而防禦本能有所運作。

在母親身邊的人們，能夠做的就是盡量善待並感謝母親。即便不善於透過言語表達，請全家人一起在心裡抱持著『媽媽，謝謝妳』、『奶奶，謝謝你』等感恩之情。並且，盡量在現在讓母親懷抱幸福的感受，這點很重要。

感受來自周遭的謝意與體貼對待，便能好轉

一被問到不方便回答的事情就會突然出現「失憶症」的現象，現實裡日本政府中也有這樣的官員（會場發出笑聲）；罹患失憶症的人，大抵回想起某事便會感到困擾，所以才會產生這種疾病。

壞事遇多了，自然會想要忘卻。

人有著所謂的「選擇性記憶」，清楚記得對自己有好處的事情，會造成困擾的事情盡量不去詳記。若是未能妥善掌控住這套機制，便將回想起無數的壞事。

然而，當大腦的功能麻痺之後，就不會再想起不好的回憶。也就是說，讓大腦機能受到損壞，什麼都搞不清楚，就能產生中和痛苦的效果，宛如注射嗎啡一般。

以你的母親的狀況來說，在前半輩子充滿了「被當成牛馬使喚」的心情，想必抱持著怨念，亦同時承受了如此心念的反作用力。

針對這個部分，身為兒子的你，確實未能全面理解，但務必請明白「母親的辛勞，有一部分自己無論如何都無法體會」。

母親現在身上的病情，背後是「盡力不想憶起不幸經歷」的心情在作祟。

因此，你得務必盡量對母親表達謝意，多多稱讚，溫柔以待。這點至關重要。藉此，母親的病情應當會好轉。

此外，在讓母親感受到幸福的同時，也必須讓周遭的人感受到幸福。身邊的人不覺得幸福，僅讓母親覺得幸福，這是很難辦到的。

感謝母親的同時，也請你努力讓自己幸福。你自己也有自己的煩惱或問題，若感受到不幸，有必要逐一改正。

我雖然刻意說得比較模糊，但希望你能理解我想要說的。

4 奇蹟痊癒之人與無法痊癒之人的差異

Q4：

我有一個朋友，之前聽我傳道講佛法真理而成為幸福科學的會員。前陣子，這位朋友因乳癌而過世。之前我曾為她進行「疾病痊癒祈願」，現在正在反省「該不會是我的心念不夠強烈才出現如此結果」。

幸福科學的會員當中，也有人同樣接受乳癌的手術，目前仍很有元氣地活躍於世間中。

同樣罹患癌症，有人可以奇蹟似地康復，也有人無法康復。懇請賜教兩者之間的不同點。

體會到奇蹟之人，勢必有著某種任務

大川隆法：

針對這個部分，未有明確的法則可循，確實有些遺憾。

世間常見好人早逝，另一方面，說得難聽點，有些差強人意的人，卻精神奕奕地活得很久；人生總有許多不盡如人意之事。

「那個人為什麼會得那種病、為什麼必須以那樣的方式過世」，關於這個問題，存在著一些僅著眼於世間仍無法解釋的部分。只看世間的狀況，時常會有「不應該是這樣」的結果。不過，通常只要靈查此人的前世，就能得知真正的原因。

務必要知道，人生並非僅限於此世。

回溯幾代之前的前世，調查此人過去的人生，便能得知「啊啊，原來如此。就是因為那樣，這一世才會以這種方式過世，確實有其道理」。活在這個世界的人，通常不明白這個道理，時常感到不滿、怨天恨地。

實際上，每個人都有著各自的人生課題。至於「為何會被賦予這樣的課題」，單單著眼於世間，難以徹底理解。請試想，一切均源自「緣起的理法」，並且「世間所經歷的事情，背後均有其意義」。

在這一世經歷「癌症治癒」如此奇蹟的人，可以視之為，透過這段經歷，此人被賦予了累積某種功德的機會。

興起疾病痊癒的奇蹟、增加覺醒於信仰的人，或者是成為推動傳道的力量；有時，被賦予這般任務的人，就會引發那樣的奇蹟。

有些疾病是為了抵銷自身的業

有時被認為是「好人」的人罹患癌症，一下子就過世，當試著去靈性解讀此人的前世時，便能發現其原因。

接下來我要敘述的內容，並非以你的朋友為對象，請以一種聽故事的心境來聆聽。

舉例來說，在今世竭盡心力、渡過良善人生之人，靈查其過去世時發現此人「親人生病，卻未善加照顧，任性地過著自己的日子」，那麼，為了抵銷自身的業，這回將換當事人自己生病，遺憾地結束此生。

此外，也有人接受多次外科手術，身體多次被切開，不禁想反問「到底人體能被切幾次」的程度。而此人在前世曾砍殺無數的人，這也是一種廣義的「抵銷自身的業」。

若是生於「武士的時代」且被捲入戰事當中，便不得不斬殺他人，那有時亦是正當的行為。為了保家衛國，必須挺身抗爭。然而這些行為亦將化為業，殘留下來。

在如此情況下，可能必須在這一次的人生當中，經歷各式各樣的肉體痛苦，體會與疾病對抗的苦楚。藉由在世間體驗這些經歷，對於自己在前世給予他人痛苦的後悔心念便會消失。

順利從這次的人生畢業後，就能將舊帳一筆勾銷，正負歸零，那部分的業即告解消。

確實有不少人基於如此理由，苦於各種手術。

在今世找不出理由的事態，只要靈查前世，大抵都能明白其相應的道理。

一如前述的幾個例子，發生於前世的事可能成為原因，於今世引發疾病。但請務必抱持如此態度，「為了來世，努力不種下新的惡業」。

不論被置於何等環境當中，都要盡心盡力過得正當，莫忘度過一個貫穿過去、現在、未來的人生。

為了興起奇蹟，當事人必須具備「看不見的德」

當奇蹟興起之時，在某種程度上有著優先順序。高級靈們也希望「盡可能引發具有更大效果的奇蹟」。

並且，當事人必須具備某種「德」。我認為在興起超越世間層級的奇蹟時，當事人大多具備某種「看不見的德」。

人生無常，變化多端。說到底，終究不會脫離「不僅只有此世」的道理，這一點是沒有辦法的。

然而，更廣義的因果是不會出錯的。若是一個人度過了「正當的人生」，勢必得到相應的回報。

光明的天使們也並非全部都是於世間事業全數獲得成功、從未得病之人。其中更不乏曾罹患重大疾病、被暗殺而辭世，或者是經營破產之人。即便有過那般經歷，仍能做為光明天使回到天上界。

人生並非僅限於這個世界，請務必度過著貫穿世間與來世，為了世間、為了世人的人生。

後記

有太多人不認同自身為神子、佛子的真實，持續抱持著唯物論度日，苦於各種各樣的疾病。

在某種意義上，無神論的罪、不信仰的罪創造出許多疾病，引發了反作用力。

最近，在某個公共媒體最近播放了一段內容，講述一名因參與戰爭而失去手指及一隻腳的美國軍人，將豬的膀胱製成的白色粉末抹在截斷處，指頭與一隻腳成功再生。節目稱道那是「奇蹟的粉末」、「奇蹟的再生術」等等。

然而，我必須說，假使使用豬的膀胱製成的粉末就能引發那般奇蹟，那麼在愛爾康大靈的話語之下所引發的奇蹟，勢必超越所有人的想像。請各位務必找回信仰的力量，相信自己的身體擁有再生的能力，信仰遠比疾病還要來得強大。

西元二〇一〇年十二月二十八日

幸福科學集團創始者兼總裁　大川隆法

國家圖書館出版品預行編目（CIP）資料

心轉病除：面對癌症與自癒的奇蹟力量 / 大川隆法著；
幸福科學翻譯小組譯. -- 初版. -- 臺北市：信實文化行銷,
2015.06
面；　公分. --（What's being）
ISBN 978-986-5767-69-3（平裝）

1. 宗教療法 2. 信仰治療

418.982　　　　104008019

What's Being

心轉病除：面對癌症與自癒的奇蹟力量

作者　大川隆法
翻譯　幸福科學翻譯小組
總編輯　許汝紘
副總編輯　楊文玄
美術編輯　楊詠棠
行銷企劃　陳威佑
網路行銷　劉文賢
發行　許麗雪
出版　信實文化行銷有限公司
地址　台北市大安區忠孝東路四段 341 號 11 樓之三
電話　（02）2740-3939
傳真　（02）2777-1413
網址　www.whats.com.tw
E-Mail　service@whats.com.tw
Facebook　https://www.facebook.com/whats.com.tw
劃撥帳號　50040687 信實文化行銷有限公司

印刷　上海印刷廠股份有限公司
地址　新北市土城區大暖路 71 號
電話　（02）2269-7921

總經銷　聯合發行股份有限公司
地址　新北市新店區寶橋路 235 巷 6 弄 6 號 2 樓
電話　（02）2917-8022

若想進一步了解本書作者大川隆法其他著作、法話等，請與「幸福科學」聯絡。
社團法人中華幸福科學協會　地址：台北市松山區敦化北路155巷89號
電話：02-2719-9377　電郵：taiwan@happy-science.org　網址：www.happyscience-tw.org

2015 年 6 月 初版
定價　新台幣 320 元

認識到「神的存在」，人就會明白自己尚不完美，必須謙遜地對待自然萬物，並接受眼前的試煉。能作如此想，就是幸福的秘訣。

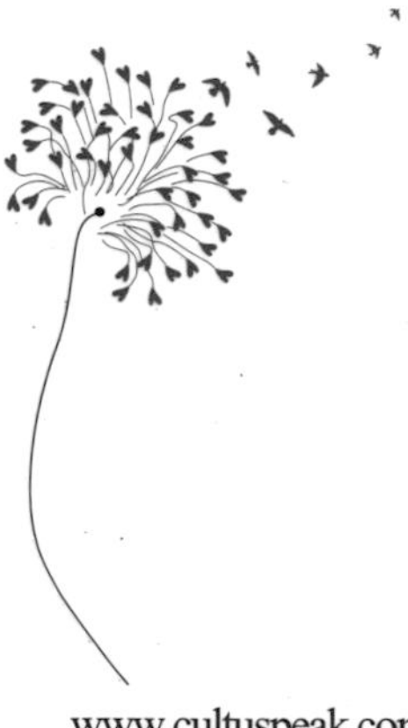

www.cultuspeak.com.tw
ISBN 978-986-6620-74-4
定價280元